Dr. med. Bettina Schaaf

Wirksame Hilfe bei Inkontinenz

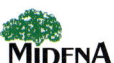

MidenA

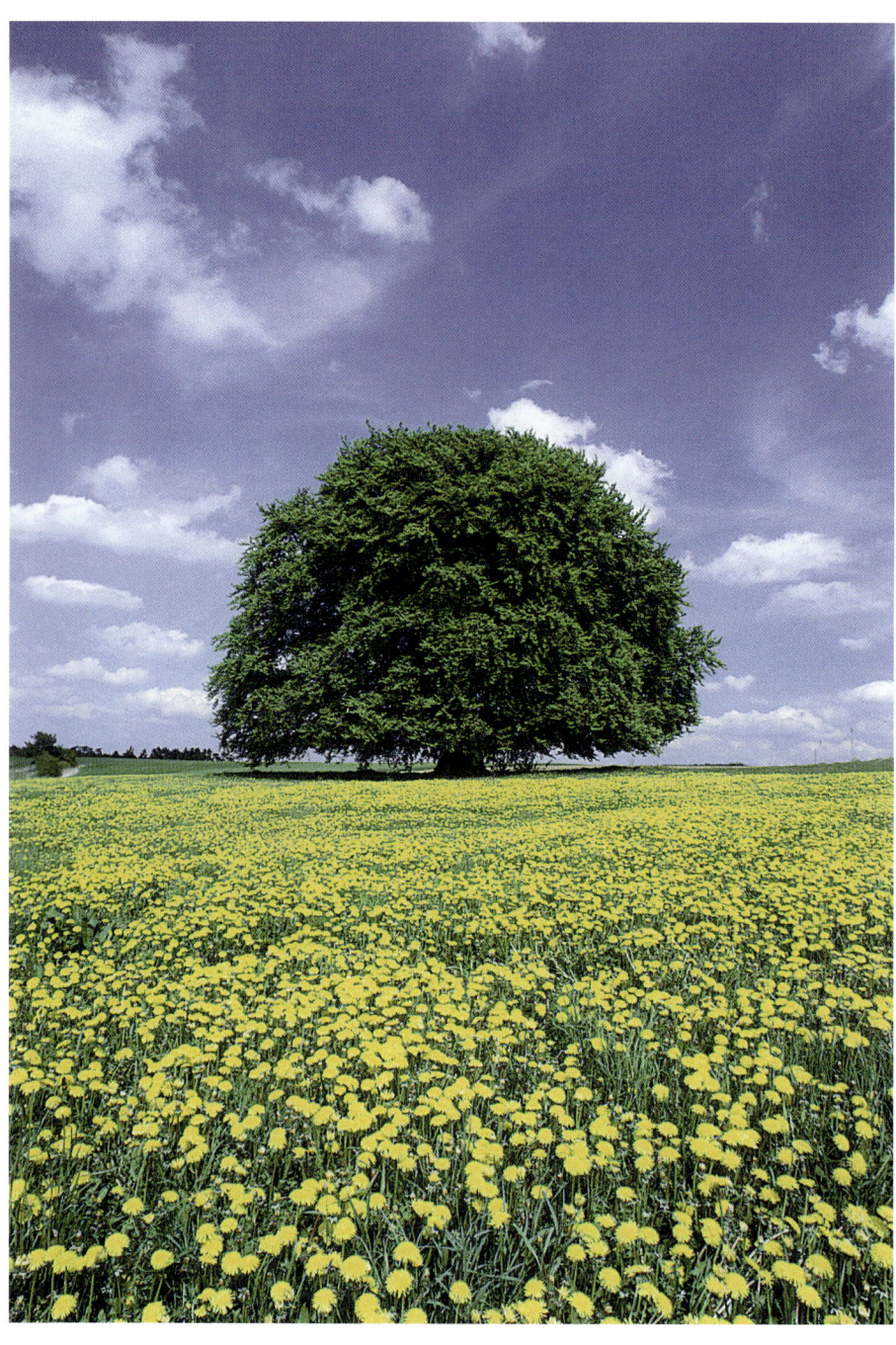

Dr. med. Bettina Schaaf

Wirksame Hilfe bei Inkontinenz

Das 4-Wochen-Übungsprogramm

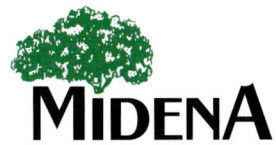

MIDENA

Inhalt

Die Harnblase ist ein Hohlorgan mit stark wechselndem Füllungszustand, das auf unterschiedliche Einflüsse empfindlich reagieren kann.

Physische wie psychische Anstrengungen können oftmals eine Inkontinenz auslösen.

Nicht nur vom Arzt verordnete Medikamente wirken an der Gesundung des Patienten mit. Auch Sie als Patient können viel für eine Linderung Ihrer Beschwerden tun.

Vorwort

Blasenschwäche – ein behandelbares Problem!

Zunehmender Wohlstand und medizinischer Fortschritt lassen uns immer älter werden. Durch die Leistungen der Medizin ist es gelungen, Krankheiten zu besiegen, an deren Folgen man noch vor Jahren gestorben wäre.

Das stete Ansteigen des mittleren Lebensalters führt zwangsläufig und völlig normal zu Veränderungen im Körper. Davon ist auch die Blase betroffen. Blasenschwäche ist ein typisches und häufiges Altersphänomen, aber es ist kein unabwendbares Schicksal! Blasenschwäche ist behandelbar!

Ein Beispiel von vielen

»Seit einiger Zeit merke ich, dass einiges in meinem Leben anders geworden ist: Die Arbeit geht mir nicht mehr so schnell von der Hand, das Treppensteigen und das Bücken fallen mir schwerer, ich werde vergesslicher und schlafe nicht mehr so gut. Das hat mich alles nicht so sehr gestört. Doch plötzlich kam ein Problem dazu, das mein ganzes Leben beeinflusste: Ich konnte den Urin nicht mehr halten. Dass ich an Blasenschwäche litt, wollte ich erst nicht wahrhaben. Ich dachte, wenn man älter wird, hat man sich eben nicht immer unter Kontrolle.

Das erste Mal geschah es zu Hause. Ich spürte den Drang, auf die Toilette zu gehen – aber da war es schon zu spät. Ich besorgte mir Binden und schämte mich fast zu Tode, als »es« mir ein zweites Mal passierte – mitten beim Einkaufen! Ich dachte, jeder sieht dir an, was passiert ist und fürchtete, nach Urin zu riechen. Damit sich das in der Öffentlichkeit nicht wiederholt, zog ich mich immer mehr zurück in meine eigenen vier Wände. Früher bin ich oft ins Theater gegangen, habe auf

8

meine Enkelkinder aufgepasst und mich mit meinen Freundinnen zum Kaffeeklatsch getroffen. Doch damit war es nun vorbei.

Bis mich eines Tages meine Freundin überraschend besuchte. Stotternd begann ich, ihr von meinem Problem zu erzählen. Und wie erleichtert war ich, als sie mir erzählte, dass ihr genau das Gleiche vor einem halben Jahr passiert war. Gemeinsam gestärkt, beschlossen wir, etwas dagegen zu tun und mit unserem Arzt zu sprechen.«   *(Erika H., 62 Jahre)*

So wie Frau Erika H. geht es vielen Betroffenen mit Blasenschwäche. Blasenschwäche – in der medizinischen Fachsprache spricht man auch von Inkontinenz – ist nach wie vor ein Thema, über das man nicht spricht – obwohl heute bereits jeder zweite Patient jenseits der 50 Jahre über Blasenschwäche klagt!

Hilfe zur Selbsthilfe

Sie haben zu diesem Gesundheitsratgeber gegriffen, weil Sie selbst etwas gegen Ihre Blasenschwäche tun wollen. Wir wollen Ihnen zeigen, wie Sie mithilfe des Toiletten- und des Beckenbodentrainings, medikamentöser Unterstützung und zahlreichen Tips für den Alltag aktiv an Ihrer Gesundung mitwirken können. Wichtig ist nur, dass Sie wollen und dass Sie Ihre Übungen konsequent durchführen.

Bitte bedenken Sie, dass Ihr Arzt auch bei Blasenschwäche der Ansprechpartner Ihres Vertrauens ist. Sprechen Sie mit ihm und zeigen Sie ihm, dass Sie sich informiert haben. Füllen Sie den in diesem Ratgeber enthaltenen »Inkontinenztest« und das »Miktionstagebuch« aus, und nehmen Sie diese zur Besprechung mit.

Wir wünschen Ihnen viel Spaß bei der Lektüre und viel Erfolg bei der Durchführung des Trainingsprogramms.

Extra-Info

Jeder zweite Patient über 50 Jahre klagt heute über Blasenschwäche! Blasenschwäche ist damit ein typisches und häufiges Altersphänomen.

Aufbau und Funktion des unteren Harntrakts

In der Medizin weiß man heute, dass eine Blasenschwäche oder Inkontinenz durch zahlreiche Störungen im Bereich des unteren Harntrakts verursacht werden kann. Nur wenn wir uns die Zusammenhänge von Harnspeicherung und Harnentleerung bewusst gemacht haben, können wir auch verstehen, wie es hier zu Störungen kommen kann.

In diesem Kapitel werden wir uns mit den anatomischen Strukturen unseres Körpers befassen, die an der Speicherung und Entleerung des Urins beteiligt sind:

* Harnblase,
* Harnröhre,
* innerer Schließmuskel der Harnröhre,
* äußerer Schließmuskel der Harnröhre und
* Beckenboden.

Alle am Verschluss der Blase beteiligten Strukturen müssen als ein System aufgefasst werden. Kommt es zur Störung auch nur einer Komponente, ist das gesamte System gestört.

Aufgenommene Nahrung wird im Stoffwechsel verarbeitet. Dabei entstehen Abfallprodukte, die wieder ausgeschieden werden müssen. Der Harn fließt durch die Harnleiter in die Blase und wird dann über die Harnröhre aus dem Körper entleert.

Die Harnblase

Die Harnblase sitzt vorne im kleinen Becken, direkt hinter den Schambeinen. Der hintere Teil der Blase grenzt bei der Frau an Scheide und Gebärmutter. Die Harnblase ist ein mit Schleimhaut ausgekleideter Hohlmuskel, in den die beiden Harnleiter (Ureter) münden. Je nach Füllungszustand kann die Blase ihre Form verändern. Sie dehnt sich nach oben aus und kann bei voller Blase oberhalb des Schambeins ertastet werden.

Die Harnblase fungiert einerseits als Speicherorgan, andererseits treibt sie den Urin aus der Blase heraus.

Der in den Nieren gebildete Urin wird über die 25 bis 35 Zentimeter langen Harnleiter in die Harnblase transportiert und über die Harnröhre (Urethra) aus der Blase entleert (Abb. 1 und 2). Im Normalfall dauert die vollständige Blasenentleerung etwa 20 bis 30 Sekunden. Öffnung und Verschluss des Blasenausgangs werden durch zwei Schließmuskel gesteuert: den inneren und den äußeren Schließmuskel.

**Links: Schematische Darstellung des weiblichen Harntrakts.
Rechts: Schematische Darstellung des männlichen Harntrakts.**

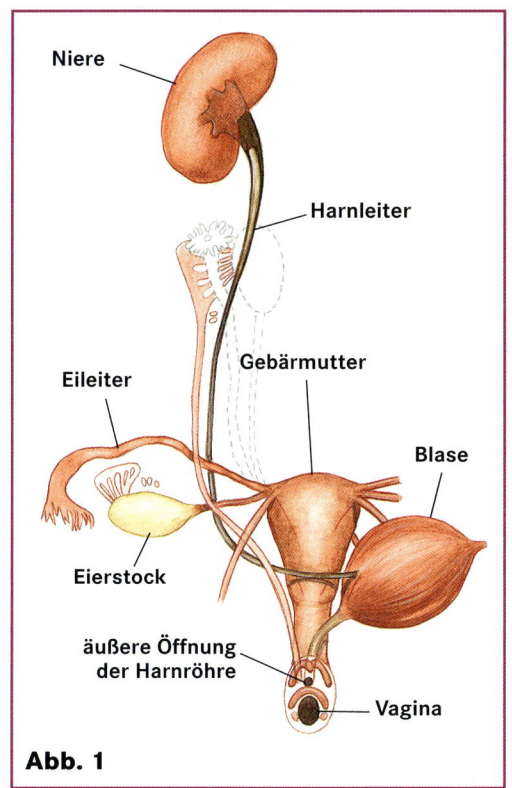

Niere
Harnleiter
Eileiter
Gebärmutter
Blase
Eierstock
äußere Öffnung der Harnröhre
Vagina

Abb. 1

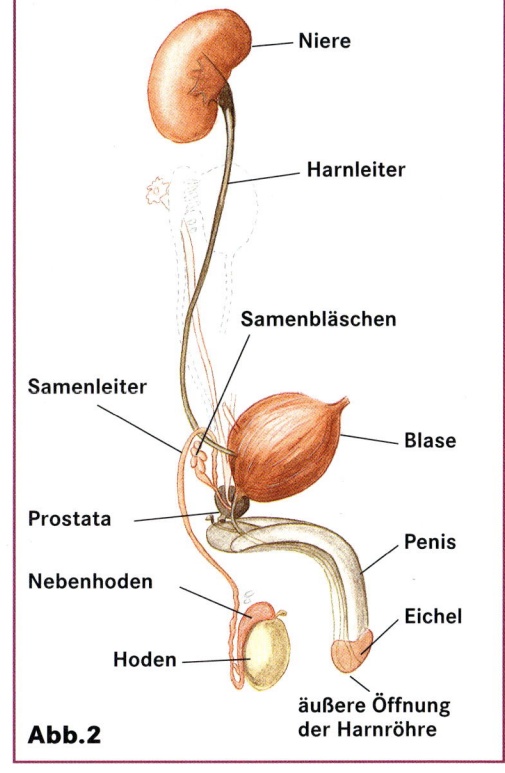

Niere
Harnleiter
Samenbläschen
Samenleiter
Blase
Prostata
Penis
Nebenhoden
Eichel
Hoden
äußere Öffnung der Harnröhre

Abb.2

Innerer und äußerer Schließmuskel der Harnröhre

Wir wissen bereits, dass die Harnblase ein muskuläres Hohlorgan ist. Die Muskulatur der Harnblasenwand und der Harnröhrenmündung am Blasenausgang besteht aus drei Schichten, die netzförmig miteinander verflochten sind. Damit kann sich die Blase den wechselnden Füllungszuständen ideal anpassen.

Nach unten zum Blasenausgang hin verdichtet sich die Muskulatur zum inneren Schließmuskel, er arbeitet selbsttätig (reflektorisch), das bedeutet, dass wir ihn nicht willentlich beeinflussen können. Daneben gibt es noch einen zweiten, äußeren Schließmuskel, der von der Beckenbodenmuskulatur abzweigt und die Harnröhre umgreift (Abb. 3). Im Gegensatz zum inneren Schließmuskel kann der äußere Schließmuskel willentlich beeinflusst werden.

Seitenansicht des weiblichen Beckens: Blase, Gebärmutter und Enddarm liegen hintereinander. Die Beckenbodenmuskulatur bedeckt wie eine Schüssel den unteren Bereich des Beckenbodens und stützt die inneren Organe ab.

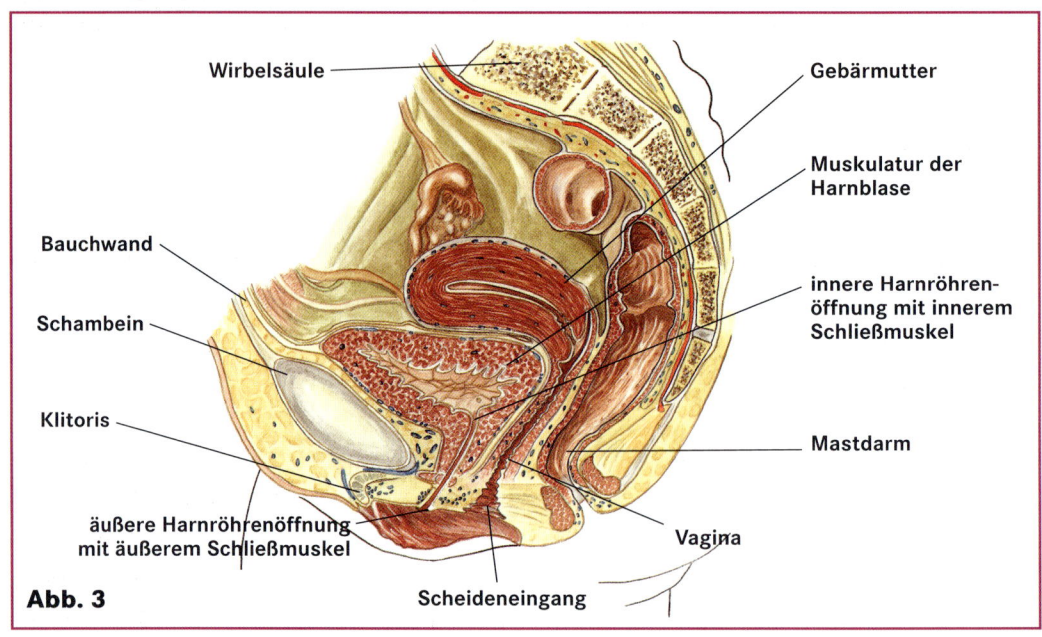

Wirbelsäule

Gebärmutter

Muskulatur der Harnblase

Bauchwand

innere Harnröhrenöffnung mit innerem Schließmuskel

Schambein

Klitoris

Mastdarm

äußere Harnröhrenöffnung mit äußerem Schließmuskel

Vagina

Scheideneingang

Abb. 3

Wie funktioniert die Blasenentleerung?

Ist die Blase mit etwa 350 Milliliter Urin gefüllt – sie kann maximal 500 bis 700 Milliliter aufnehmen –, entsteht ein immer stärker werdender Harndrang. Der Füllungsgrad der Harnblase wird durch Dehnungsrezeptoren in der Blasenwand registriert und über zum Gehirn führende Nervenbahnen in den Hirnstamm (Brücke) gemeldet (Abb. 4). Übersteigt die Muskeldehnung ein bestimmtes Maß (etwa 350 Milliliter), so nimmt die Zahl der von den Dehnungsrezeptoren an das Gehirn geleiteten Impulse zu, wodurch im Großhirn das Gefühl des Harndrangs ausgelöst wird. Über zum Reflexzentrum in der Brücke herabziehende

Abb. 4 — Großhirn, Brücke, Kleinhirn, Verlängertes Rückenmark, Beginn der Halswirbelsäule

Nervenfasern kommt es dann zur Aktivierung von vegetativ-motorischen Nervenzellen im Sakralmark im untersten Ende des Rückenmarks in der Wirbelsäule (Abb. 5, Seite 15). Die Impulse dieser Zellen werden zur Blasenmuskulatur weitergeleitet: Die Blase zieht sich zusammen, und der innere Schließmuskel am Blasenausgang öffnet sich. Der äußere Schließmuskel ist jetzt noch geschlossen. Er öffnet sich erst, wenn er bewusst entspannt und »losgelassen« wird: Der Urin kann jetzt durch die Harnröhre abgelassen werden.

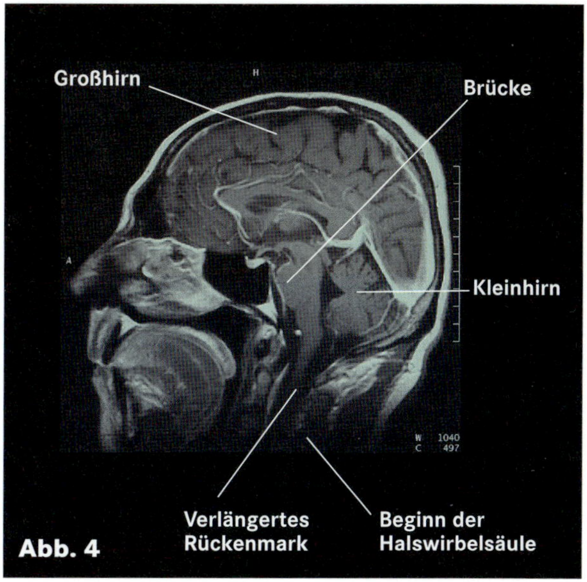

An sich ist die Blasenentleerung ein unwillkürlicher, das heißt, willentlich nicht steuerbarer Vorgang. Der Mensch besitzt jedoch die Möglichkeit, das Blasenzentrum zu beeinflussen: Er kann eine Blasenentleerung absichtlich auslösen, obwohl er noch keinen Harndrang verspürt. Soll dem Harndrang dagegen nicht nachgegeben werden, wird die Wirkung

Magnetresonanztomographische Röntgenaufnahme des Kopfes. Man erkennt die verschiedenen Strukturen des Gehirns.

Die Beherrschung des Blasenschließmuskels ist dem Menschen nicht angeboren, er erlernt sie im Kleinkindalter.

des inneren Schließmuskels durch das Zusammenziehen des äußeren Schließmuskels verstärkt. Der Urin kann jetzt für eine gewisse Zeit gewollt zurückgehalten werden. Wird dem Harndrang stattgegeben, leitet die bewusst gesteuerte Entspannung des äußeren Schließmuskels den Entleerungsreflex der Harnblase ein.

Leider geht diese Kontrollfunktion im Alter häufig verloren, so dass sich die Blase dann unkontrolliert entleert. Ebenso können hohe oder lang anhaltende nervliche Belastungen zu einer Fehlfunktion des normalen Mechanismus der Blasenentleerung führen. In solchen Fällen verspüren besonders Frauen Harndrang, obwohl die Blase noch fast leer ist. Oder der äußere Schließmuskel öffnet sich vorzeitig, noch bevor die Toilette erreicht wird.

GLATTE UND QUERGESTREIFTE MUSKULATUR

Glatte Muskelzellen finden sich in den Muskelwänden von Magen-Darm-Trakt (Ausnahme: obere Speiseröhre), Urogenitaltrakt, Blutgefäßen und Haarbälgen. Die Kontraktionen der glatten Muskelfasern verlaufen langsam und unwillkürlich. Auch in Ruhe sind die glatten Muskelfasern immer etwas angespannt. Kontraktionen der glatten Muskelfasern werden eigenständig durch lokale Faktoren (beispielsweise Blasendehnung) oder durch das vegetative Nervensystem gesteuert.

Als quergestreifte Muskulatur wird das gesamte System der Skelettmuskeln bezeichnet. Zu ihr gehören zum Beispiel sämtliche Muskeln von Armen und Beinen. Die Kontraktionen quergestreifter Muskelzellen werden vom zentralen Nervensystem ausgelöst und sind größtenteils dem Willen unterworfen. Damit können sie auch bewusst trainiert werden.

DAS VEGETATIVE NERVENSYSTEM

Das vegetative Nervensystem dient der unbewusst ablaufenden und willentlich nicht zu beeinflussenden Steuerung lebenswichtiger Organfunktionen wie Atmung, Kreislauf, Stoffwechsel und Wasserhaushalt. Es besteht aus dem Sympathikus und dem Parasympathikus, die oft gegensinnige Wirkungen haben.

Der Sympathikus wird vor allem bei Aktivitäten des Körpers erregt, die nach außen gerichtet sind (körperliche Arbeit, Reaktion auf Stressreize). Der Parasympathikus dominiert dagegen bei nach innen gerichteten Körperfunktionen (Essen, Verdauen, Ausscheiden). Parasympathische Anteile liegen beispielsweise in der Wand von Magen, Blase und Gebärmutter. Unterer Bauchraum und Beckenbereich werden durch die parasympathischen Fasern aus dem Sakralmark im untersten Bereich der Wirbelsäule versorgt. Durch das Zusammenspiel von Sympathikus und Parasympathikus erfolgt eine ständige optimale Anpassung an die jeweiligen Bedürfnisse des Körpers (Abb. 5).

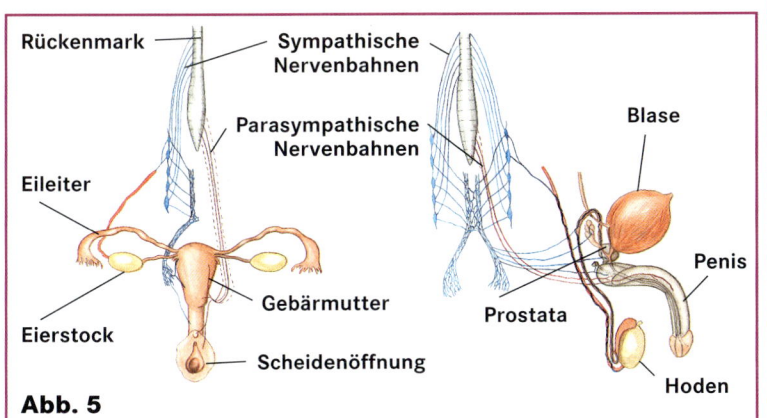

Rückenmark — **Sympathische Nervenbahnen** — **Parasympathische Nervenbahnen** — **Eileiter** — **Eierstock** — **Gebärmutter** — **Scheidenöffnung** — **Blase** — **Penis** — **Prostata** — **Hoden**

Abb. 5

Vegetative Nervenversorgung des Urogenitalsystems.

Die Harnröhre der Frau

Den untersten Abschnitt des Harntraktes bildet die Harnröhre. Sie beginnt am Blasenboden, führt bei der Frau zwischen Klitoris (Kitzler) und Scheideneingang nach außen und ist im Vergleich zur männlichen Harnröhre (20 bis 25 Zentimeter) sehr kurz (3 bis 5 Zentimeter). Genau wie die Blase ist auch die Harnröhre mit Schleimhaut ausgekleidet. Schleimdrüsen halten sie feucht und widerstandsfähig (Abb. 6).

Die Harnröhre dient in ihrer gesamten Länge als Verschlussorgan, bestehend aus unter der Schleimhaut gelegenen glatten und quergestreiften Muskelfasern, Venengeflechten und Bindegewebe. Schlingen- und zügelförmig um die Harnröhre angeordnete glatte und quergestreifte Muskelfasern fixieren die Harnröhre fest im Beckenboden.

Die weibliche Harnröhre liegt zwischen Scheide und After und ist mit drei bis fünf Zentimetern vergleichsweise kurz. Frauen leiden daher wesentlich häufiger als Männer an Blasenentzündung; Krankheitskeime können leichter über die Harnröhre in die Blase gelangen.

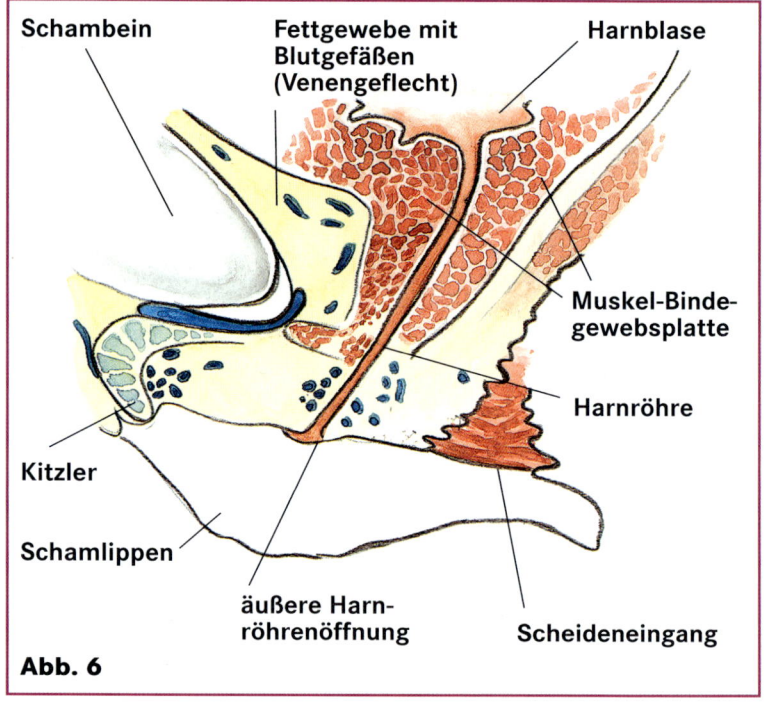

Schambein

Fettgewebe mit Blutgefäßen (Venengeflecht)

Harnblase

Muskel-Bindegewebsplatte

Harnröhre

Kitzler

Schamlippen

äußere Harnröhrenöffnung

Scheideneingang

Abb. 6

16

Die Harnröhre des Mannes und die Prostata

Von den Nieren bis zur Blase sind die anatomischen Verhältnisse bei Frau und Mann recht ähnlich. Große Unterschiede dagegen bestehen im untersten Abschnitt des Harntrakts, der beim Mann ein zusätzliches Organ, die Prostata, enthält.

Die Prostata (Vorsteherdrüse) ist eine kastaniengroße Drüse, die den Anfangsteil der männlichen Harnröhre nach ihrem Abgang aus der Blase umfasst. Sie besteht aus bis zu 50 einzelnen Drüsenläppchen. Die Harnröhre verläuft durch die gesamte Länge des Penisschaftes. Sie ist mit ca. 20 Zentimeter deutlich länger als die weibliche Harnröhre. In ihr wird nicht nur Urin, sondern beim Samenerguss (Ejakulation) auch der Samen nach außen befördert, wobei eine Art inneres Ventilsystem dafür sorgt, dass Urin und Samenflüssigkeit sich nicht vermischen. In die männliche Harnröhre münden die von den Hoden kommenden Samenleiter und andere feine Röhren, die Bestandteile der Samenflüssigkeit befördern.

Prostata, Samenbläschen und Cowper-Drüsen bilden die Geschlechtsdrüsen des Mannes. Aufgrund der etwa ab dem 50. Lebensjahr auftretenden Hormonverschiebung im Körper mit einem immer geringer werdenden Androgenanteil und einem in Relation hierzu höheren Östrogenanteil kommt es bei über 50 Prozent der Männer zu einer Vergrößerung von ursprünglich weiblich angelegten Teilen des Gewebes um die Harnröhre herum.

Die männliche Harnröhre ist fast 20 cm länger als die weibliche und wird direkt unterhalb der Blase von der Vorsteherdrüse, der Prostata, umhüllt.

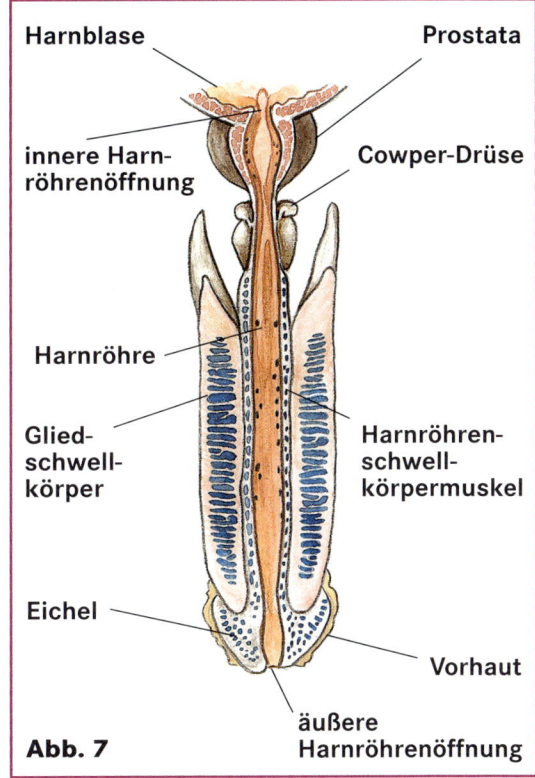

Harnblase — Prostata
innere Harnröhrenöffnung — Cowper-Drüse
Harnröhre
Gliedschwellkörper — Harnröhrenschwellkörpermuskel
Eichel
Vorhaut
äußere Harnröhrenöffnung

Abb. 7

Der Beckenboden

Der Beckenausgang wird durch zahlreiche längs, quer und zirkulär verlaufende Muskeln und Bindegewebsplatten verschlossen, die in ihrer Gesamtheit eine straffe Muskel- und Bindegewebsplatte bilden, den Beckenboden. Da der knöcherne Beckenausgang offen ist, stützt allein der Beckenboden die im kleinen Becken liegenden Organe Darm, Blase, Gebärmutter und Scheide.

Der männliche Beckenboden ist im Vergleich zum weiblichen wesentlich weniger belastet. Selbst bei Übergewicht wölbt sich das »Eingeweidepaket« als Bauch oberhalb der Beckenpartie nach vorne, während es bei der Frau nach unten sinkt.

Zu den Beckenbodenmuskeln gehören der Afterhebermuskel (erstreckt sich bis auf den vorderen Schambeinbereich über den gesamten Beckenausgang), der tiefe quere Dammmuskel (erstreckt sich zwischen beiden Sitzästen), der Harnröhrenschwellkörpermuskel, der äußere Afterschließmuskel, der Sitzbeinschwellkörpermuskel (verspannt links und rechts den Raum zwischen Schambeinast und Sitzbeinhöcker) und der oberflächliche quere Dammmuskel (verspannt die beiden Sitzbeinhöcker quer).

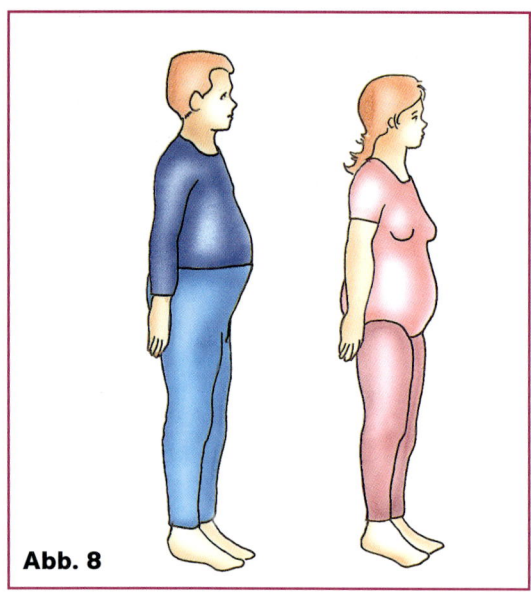

Abb. 8

»Das schwache Geschlecht«

Wenn es um den Beckenboden geht, ist es zulässig, Frauen »das schwache Geschlecht« zu nennen, da dessen Konstruktion schwächer ist. Einerseits ist der Durchmesser des Beckens größer, damit ein Kind bei der Geburt hindurchtreten kann, andererseits ist der Beckenboden an drei Stellen für Mastdarm, Scheide und Harnröhre durchbrochen, beim Mann nur an zwei. Anders als beim Mann erfolgt der Blasenverschluss bei der Frau hauptsächlich durch die Beckenbodenmuskulatur. Sie wird durch Schwanger-

18

schaft und Geburt stark belastet. Schäden an der Beckenbodenmuskulatur können bereits früh entstehen.

Weitere Veränderungen können allein durch die aufrechte Haltung des Menschen verursacht werden. Im Gegensatz zum Menschen wird das Eingeweidepaket des Unterbauches bei den Vierfüßlern nämlich von der Bauchwand wie von einer Hängematte getragen, der Beckenboden wird nach innen gezogen.

Beim aufrechten Gang des Menschen dagegen lasten die Eingeweide auf dem Beckenboden. Geburten, Übergewicht, zunehmende Gewebsschwäche, die Erschlaffung der Bauchdecke und die Verminderung der Lungenzugwirkung im Alter führen zur stärkeren Belastung des Beckenbodens und damit der Blasenschließmuskulatur. Kommt es nun zu einer Erhöhung des Druckes im Inneren des Bauches wie sie beispielsweise beim Heben, Husten, Niesen, Lachen oder Pressen auftritt, kann der Druck in der Blase den Schließmuskeldruck übersteigen, so dass es zum unwillkürlichen Urinabgang kommt.

Wasserlassen, ein komplizierter Vorgang

Vielen erscheint das Wasserlassen als ein absolut selbstverständliches Geschehen. Wie komplex das Zusammenwirken von Harnspeicherung und Harnentleerung jedoch ist, sehen Sie bereits jetzt. Wie leicht es zur Störung dieses Gefüges kommen kann, sehen Sie daran, dass allein jeder zweite Patient beim Arzt über Beschwerden beim Wasserlassen klagt. Am Übergang ins nächste Jahrtausend werden wir uns neben den die nachlassende Hirnleistung betreffenden Störungen und den Stoffwechselerkrankungen und ihren Folgen zunehmend mit der Harninkontinenz auseinander setzen müssen.

Wir zeigen Ihnen im folgenden Kapitel, wie sich die verschiedenen Störungen der Blasenfunktion bemerkbar machen und zur Inkontinenz führen.

Das Zusammenwirken von Harnspeicherung und Harnentleerung ist ein äußerst beziehungsreicher Vorgang, bei dem eine einzelne kleine Störung das ganze System beeinträchtigen kann.

Ursachen und Formen der Harninkontinenz

Mit dem medizinischen Begriff der Harninkontinenz wird der Verlust der Fähigkeit bezeichnet, Urin bewusst zurückzuhalten und den Zeitpunkt der Blasenentleerung selbst zu bestimmen. Die Medizin definiert Harninkontinenz nicht als Krankheit, sondern als ein Symptom, das durch viele Ursachen bedingt sein kann.

Ursache – altersbedingte Veränderungen

Ursachen können vor allem altersbedingte Veränderungen des Körpers sein, die sich direkt an der Blase, der Harnröhre und am Beckenboden abspielen. Sie können jedoch auch die Nerven betreffen und den Steuerungsprozess von Harnspeicherung und Harnentleerung stören, wie dies beim Schlaganfall, bei der Alzheimerkrankheit und der Parkinsonschen Krankheit (Schüttellähmung) der Fall ist.

Ursache – Stoffwechselerkrankungen

Ebenso können Stoffwechselerkrankungen wie der Diabetes mellitus zu nervalen Steuerungsdefekten an der Blase führen. Fast die Hälfte aller Diabetiker hat nach einer etwa zehnjährigen Erkrankungsdauer Schäden am Nervensystem. Die Fähigkeit der Blase zum Zusammenziehen (Kontraktion) und damit zur Entleerung ist beeinträchtigt, das Gefühl für die volle Blase und den Harndrang wird zunehmend schlechter. Die Blase wird nie leer, es kommt zur Restharnbildung und langfristig zur Überdehnung der Blase. Je stärker die Muskulatur gedehnt wird, desto schwächer wird sie – der Teufelskreislauf von ungenügender Blasenentleerung, Überdehnung und Restharnbildung schließt sich.

Ursache – Parkinson

Vor allem ältere Parkinsonpatienten weisen zwei unterschiedliche Blasenstörungen auf: Zum einen äußert sich die Störung in starkem Harndrang und einem nicht kontrollierbaren Zusammenziehen der Blase, also einer Dranginkontinenz, zum anderen liegt ein nur mangelnder Harndrang und eine unzureichende Blasenmuskelfunktion mit Überdehnung der Blase und Restharnbildung vor. Diese Störung kann allerdings auch durch die bei Parkinson verabreichten Medikamente selber verursacht werden. Wir haben hier erneut ein Beispiel für das sehr komplexe Krankheitsbild der Harninkontinenz. Nur der Arzt kann in diesem Fall beurteilen, was zu tun ist.

Unbehandelt stellt die Harninkontinenz ein erhebliches soziales und hygienisches Problem dar, das schnell zur Isolierung eines Menschen führen kann.

Ursache – seelische Veränderungen

Seelische Veränderungen, ausgelöst durch Isolierung, Einsamkeit, Desinteresse an der Umwelt und Langeweile, können allein schon zu Blasenschwäche führen. Dies ist sozusagen als Reaktion auf den Zustand der Hoffnungslosigkeit und Resignation, zum Beispiel nach dem Verlust des Partners, zu verstehen. Wir unterschätzen oft, wie sehr Seele und Körper zusammenhängen und miteinander reagieren.

Beachten Sie

Unbehandelt stellt die Harninkontinenz ein soziales und hygienisches Problem dar, das schnell zur Isolierung eines Menschen führen kann.

Ursache – Medikamente

Viele Arzneimittel besitzen die Eigenschaft, neben der erwünschten Wirkung auch Nebenwirkungen zu besitzen. Eine der möglichen Nebenwirkungen kann verstärkter Harndrang sein. Bevor Sie jetzt aber gleich alle Ihre Medikamente in den Mülleimer werfen, sollten Sie unbedingt vorab mit Ihrem Arzt ein Gespräch darüber führen. Bitte setzen Sie Ihre Medikamente auf keinen Fall ohne Rücksprache mit Ihrem Arzt ab: Sie könnten dadurch in eine außergewöhnlich bedrohliche Situation geraten!

Extra-Info

Haben Sie eines Ihrer Medikamente in Verdacht, die Inkontinenz zu verursachen, können Sie möglicherweise auf ein ähnliches Präparat überwechseln, bei dem Sie keine Beschwerden haben.

ARZNEIMITTEL, DIE DIE BLASENFUNKTION BEEINFLUSSEN KÖNNEN

* Diuretika (zur Entwässerung, z. B. bei Herzerkrankungen)
* Muskelentkrampfende Medikamente (Muskelrelaxantien)
* Antidepressiva
* Beruhigungs- und Schlafmittel
* Kalziumantagonisten
* Betablocker (z. B. bei Bluthochdruck)
* Antazida (bei Magenerkrankungen)

Harninkontinenz ist nicht gleich Harninkontinenz

Harninkontinenz kann in jedem Alter auftreten, selbst bei Kindern. Sie findet sich jedoch mit zunehmendem Alter immer häufiger. Besonders bei Frauen jenseits des 45. Lebensjahres ist sie ein typisches und häufiges Problem. Allein 75 Prozent aller Inkontinenzbetroffenen sind Frauen!

Bei Männern treten die ersten Inkontinenzbeschwerden meistens im Zusammenhang mit einer vergrößerten Vorsteherdrüse (Prostata) ab dem 50. Lebensjahr auf.

Warum sind mehr Frauen als Männer betroffen?

Die Erklärung dieser Tatsache liegt in der biologischen Rolle der Frau: Schwangerschaft und Geburt dehnen die Beckenbodenmuskulatur erheblich. Kommt es während der Geburt zum Riss der Muskulatur (dem so genannten Dammriss), kann allein diese verbleibende Narbe in den folgenden Jahren zur Beckenbodenschwäche und damit zur Harninkontinenz führen.

Lageveränderungen von Blase, Gebärmutter und Scheide durch Bindegewebs- und Beckenbodenschwäche als Folge von Geburten führen ebenfalls zu Funktionsverlusten der Blasenschließmuskulatur und des Beckenbodens. Die Organe befinden sich dann nicht mehr an dem Platz, an dem sie einen normalen Verschluss der Harnblasenöffnung garantieren können. Kommt es zur Druckerhöhung im Bauchraum, wie beim Husten oder Niesen, führt dies zum unfreiwilligen Urinabgang.

Hinzu kommt die in den Wechseljahren eintretende Hormonumstellung im Körper, die sich auch am Bindegewebe und der Harnröhre bemerkbar macht.

Frauen sind folglich deutlich häufiger von Harninkontinenz betroffen. Wie werden daher in diesem Kapitel sehr viel ausführlicher auf die weiblichen Ursachen und Formen der Harninkontinenz eingehen, die männlichen aber natürlich nicht vernachlässigen.

Extra-Info

Blasenschwäche ist in den asiatischen und afrikanischen Ländern kaum bekannt. Verantwortlich dafür ist bei Frauen vor allem das Gebären im Sitzen, was den Beckenboden wesentlich weniger belastet als die bei uns übliche Geburt im Liegen.

DEFINITION DER HARNINKONTINENZ

Harninkontinenz bezeichnet den Verlust der Fähigkeit, Urin bewusst zurückzuhalten und den Zeitpunkt der Blasenentleerung selbst zu bestimmen. Sie ist keine Krankheit, sondern ein Symptom, das durch viele Ursachen bedingt sein kann.

Ursache – Gutartige Prostata-vergrößerung beim Mann

Beim Mann steht an erster Stelle der lokalen Blasenverän-derungen die gutartige Vergrößerung der Vorsteherdrüse (Prostata), die zum Verschluss des Blasenausgangs und zur Überlaufinkontinenz führen kann.

Mehr als die Hälfte aller über 50-jährigen Männer entwickelt irgendwann eine Prostatavergrößerung.

Was allgemein als Vergrößerung der Prostata oder Prostata-adenom (Adenom bedeutet gutartige Drüsengeschwulst) be-zeichnet wird, sind eigentlich Wucherungen des ursprünglich weiblich angelegten Gewebes im Bereich um die beginnende Harnröhre am Blasenhals. Das Adenom geht also nicht vom Prostatagewebe selbst aus. Die Wucherungen drücken die Prostata nach außen, bis sie schließlich bis auf eine Kapsel schrumpft, die die Wucherungen umgibt. Von außen gesehen macht die Prostata allerdings den Eindruck, als sei sie stark

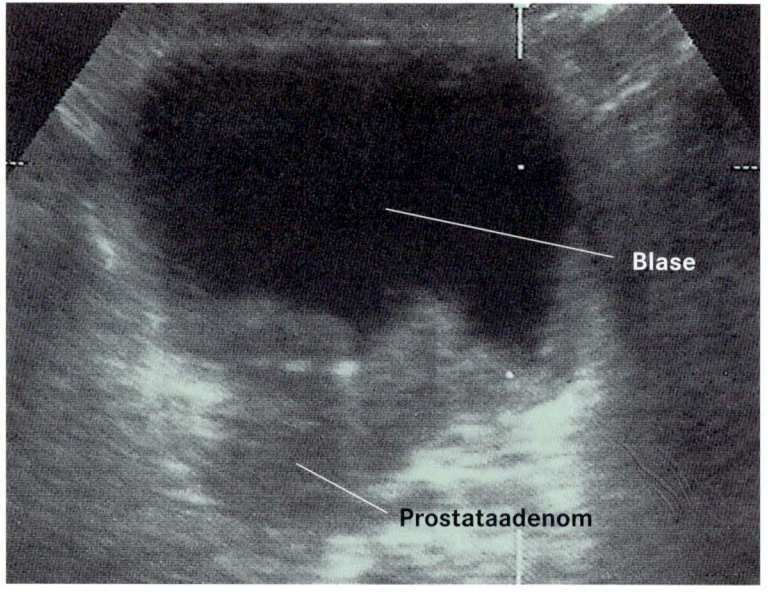

Blase

Prostataadenom

Prostataadenom; transrektale Ultra-schallaufnahme. Man erkennt die Blase, die sich fast rund und schwarz darstellt und das unten in die Blase hineinragende Prostataadenom.

vergrößert. Bitte beachten Sie hierzu auch Ausführungen zu Aufbau und Funktion der Prostata auf Seite 17.

Zu Beginn passt sich die Blase der Abflussbehinderung durch Verstärkung ihrer Muskulatur an, sie arbeitet sozusagen dagegen. Wird das Hindernis nicht beseitigt, nimmt die Muskulatur erheblichen Schaden, die Blase weitet sich mehr und mehr, bis sie letztendlich völlig erschlafft. Im Endstadium staut sich der Urin aus der Blase über die Harnleiter zurück bis ins Nierenbecken. Die Harnstauung begünstigt ihrerseits Infektionen der Blase, des Nierenbeckens und der Nieren, die den Prozess der Schädigung von Blase, Harnleiter und Niere noch beschleunigen. Bleibt das Prostataadenom unbehandelt, besteht akute Gefahr einer Harnstauungsniere mit Nierenschädigung und langsam einsetzender Harnvergiftung (Urämie).

Die Veränderung der Prostata setzt etwa um das 50. Lebensjahr ein. Wie lange es dauert, bis die Beschwerden eines Adenoms auftreten, hängt von der Wachstumsrichtung des Adenoms und der Einengung der Harnröhre ab.

ANZEICHEN EINES PROSTATAADENOMS

* Häufiger Harndrang, auch nachts
* Dünner Harnstrahl
* Verlängerte Miktion (da nur wenig Urin durchfließt, dauert es länger, bis die Blase leer ist)
* Die Blase kann nicht mehr vollständig entleert werden, in der Blase verbleibt »Restharn«.
* Die Blase läuft über – es kommt zum ständigen Harnträufeln.

Dieser Vorgang benötigt allerdings viele Jahre und verläuft bei allen Betroffenen unterschiedlich schnell. Da das Prostataadenom in der Regel schon mit Beginn der Adenombildung zu Schwierigkeiten beim Wasserlassen und zum Harntröpfeln führt, wird bereits sehr früh mit der Behandlung begonnen, so dass es nur in den seltensten Fällen zur Ausbildung einer Harnstauungsniere kommt.

Diagnose des Prostataadenoms

Ständig tröpfelnder Urin beim Mann weist meist auf ein Prostataadenom hin. Es besteht allerdings auch Verdacht auf eine Krebserkrankung. Warten Sie daher nicht mit dem Arztbesuch!

Rektale Untersuchung der Prostata.

In einer ersten orientierenden Untersuchung kann die Vergrößerung der Prostata durch die rektale Untersuchung (rektal = den Mastdarm betreffend) ertastet werden (Abb. 9). Dabei ist es immer wieder erstaunlich, dass die Größe des Prostataadenoms keinesfalls mit den geschilderten Beschwerden übereinstimmen muss. Auch ein nur gering ausgebildetes Prostataadenom kann bereits zu massiven Beschwerden führen. Mithilfe der Ultraschalluntersuchung wird die exakte Größe des Adenoms genauer bestimmt.

Die Harnstrahlmessung, bei der Stärke des Harnstrahls, Beginn und Zeitdauer der Blasenentleerung gemessen werden, zeigt das Ausmaß der Harnröhrenverengung durch das Adenom an. Ein normaler Harnstrahl ist kräftig und die Blase entleert sich spontan im Schwall. Ist die Harnröhre jedoch durch das Adenom eingeengt, entleert sich die Harnblase nur zögernd. Der Strahl ist dünn und schwach; auf Grund des in der Blase verbliebenen Restharns kommt es zum Nachtröpfeln aus der Harnröhre (Abb. Seite 66).

Die rektale Untersuchung gibt Aufschluß über Größe, Beschaffenheit und Oberflächenstruktur der Prostata. Auch ein bösartiger Prostatatumor kann hierdurch erkannt werden.

Anhand der geschilderten Beschwerden und der Untersuchungsbefunde kann der Facharzt für Urologie die richtige Behandlung vorschlagen.

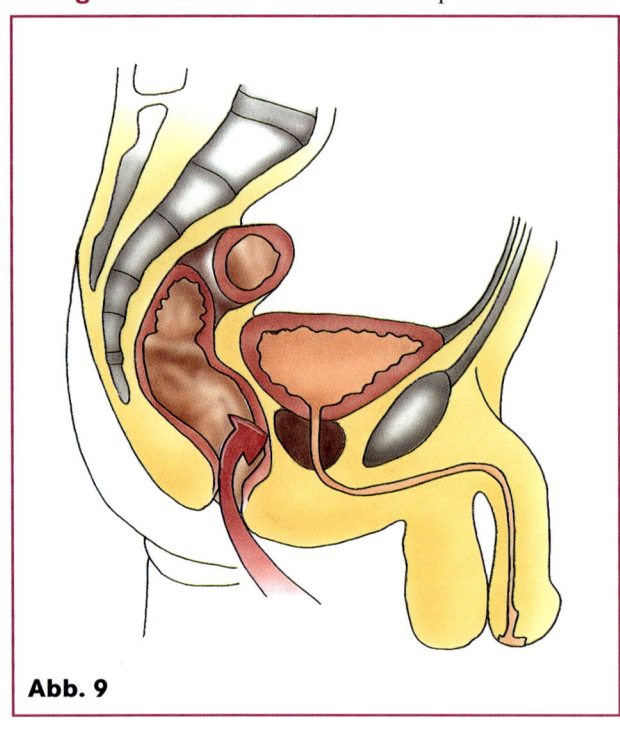

Abb. 9

Behandlung des Prostataadenoms

Die Behandlung des Prostataadenoms wird durch mehrere Faktoren, Alter, Gesundheitszustand, Risikofaktoren (z. B. abgelaufener Herzinfarkt), gegenwärtige Beschwerden, Größe des Adenoms und Wunsch des Betroffenen, beeinflusst.

Durch das Prostataadenom hervorgerufene leichte Beschwerden ohne Restharnbildung versucht man zunächst medikamentös mit pflanzlichen Mitteln aus Brennnesselwurzel, Roggenpollen und Sägepalmfruchtextrakt, eventuell auch mit stärkeren Medikamenten zu behandeln. Alternativ oder in Ergänzung hierzu stehen die verschiedenen Verfahren der Thermotherapie und des Ultraschalls zur Verfügung, bei denen das Prostataadenom mit Wärme von außen ohne Operation behandelt wird.

Die mechanische Behinderung durch die vergrößerte Prostata kann zu komplettem Harnverhalt führen und muss daher sofort behandelt werden.

Operative Verfahren

Bei den operativen Verfahren bemüht man sich heute, mit der geringstmöglichen Belastung zu operieren und einen großen Operationsschnitt im Unterbauch, durch den man an die Prostata kommt, zu vermeiden. Mithilfe von Spezialinstrumenten ist es möglich, durch die Harnröhre zu operieren und das Adenom ohne Bauchschnitt Stück für Stück durch die Harnröhre zu entfernen. Als eine der neueren Behandlungsarten ist die Lasertherapie anzusehen, die vergleichsweise schonend für den Patienten ist und ambulant oder mit nur wenigen Tagen Krankenhausaufenthalt durchgeführt werden kann. Das Prostatagewebe wird hierbei nicht direkt entfernt, sondern so geschädigt, dass die Gewebszellen nach und nach absterben und das abgestorbene Gewebe über die normale Blasenentleerung ausgeschwemmt wird. Da die Lasertherapie jedoch noch nicht offiziell anerkannt ist, sollten Sie sich bezüglich einer Kostenübernahme durch die Krankenkasse vorher beraten lassen.

Die Deutsche Gesellschaft für Urologie hat die Laserbehandlung des Prostataadenoms in ihre Therapieempfehlungen aufgenommen.

Stress- oder Belastungsinkontinenz

Diese Form der Inkontinenz ist typisch für die Frau zwischen 45 und 50 Jahren. Hierbei ist die Funktion des Blasenmuskels völlig intakt, die Harnröhre kann jedoch nur unzureichend geschlossen werden.

Stress- und Dranginkontinenz (siehe Seite 50ff.) sind bei Frauen am häufigsten anzutreffen. Sie treten entweder als reine Stressinkontinenz (ca. 55 Prozent) oder als Mischform (ca. 30 Prozent) von Stress- und Dranginkontinenz auf. Seltener kommt die reine Dranginkontinenz mit ca. 10 bis 15 Prozent vor.

»Profil« der Stressinkontinenz

Mehr als drei Geburten, Übergewicht, Krampfadern, körperlich schwere Arbeit, chronische Verstopfung und Blutdruckprobleme scheinen das »Profil« einer Stressinkontinenz zu umreißen.

In der Regel ist es bei den Frauen die Beckenbodenschwäche, die zu einer Abnahme des Blasenauslasswiderstands und damit zu einem unzureichenden Verschluss der Harnröhre führt. Die im Becken liegenden Organe (Gebärmutter und Blase) werden durch die schwache Beckenbodenmuskulatur nicht mehr genügend gestützt und senken sich dabei ebenso wie der Beckenboden.

Normalerweise erfolgt bei plötzlichen Druckveränderungen im Bauch, wie sie beim Husten, Niesen, Lachen, Pressen oder Heben schwerer Lasten auftreten, eine Druckübertragung über den Damm und die Vagina auf die Harnblase. Hierdurch wird die Harnblase gegen das Schambein gepresst und ein Auslaufen der Harnflüssigkeit verhindert. Alle Lageveränderungen der Harnblase führen zwangsläufig zur Stressinkontinenz. Die abgehende Harnmenge hängt dabei vom Füllungszustand der Blase ab.

Extra-Tipp

Wenn Sie den Inkontinenztest auf Seite 121 machen, wissen Sie, ob bei Ihnen eine Stressinkontinenz, eine Dranginkontinenz oder vielleicht eine Mischform aus beiden vorliegt.

STRESSINKONTINENZ – GRADEINTEILUNG DER BESCHWERDEN	
Grad I:	Harnverlust bei schwerer körperlicher Arbeit
Grad II:	Harnverlust bei leichter körperlicher Arbeit
Grad III:	Harnverlust im Liegen

Diagnose und Untersuchung der Stress- oder Belastungsinkontinenz

Bitte beantworten Sie die im Inkontinenztest auf Seite 121 gestellten Fragen; dadurch erfahren Sie, welche Form der Inkontinenz bei Ihnen wahrscheinlich vorliegt. Nehmen Sie den ausgefüllten Testbogen mit, falls Sie zum Arzt gehen. Er erhält hierdurch wertvolle Hinweise über Ihre Beschwerden.

Ihr Arzt muss im Gespräch möglichst viel über Ihre Beschwerden, Vor- und Begleiterkrankungen, Operationen und Geburten, Ihre familiäre und berufliche Situation usw. erfahren. Müssen Sie in Ihrem Beruf schwer heben? Sind Sie für den Wocheneinkauf der ganzen Familie zuständig? Betreiben Sie Sport? Wenn ja, welche Sportart? Tennis und Squash sind wegen der Bauchpresse, die Sie beim Schlag einsetzen, nicht zu empfehlen. Schwimmen dagegen ist eine Sportart, die sich kräftigend und entspannend auf die gesamte Muskulatur des Körpers auswirkt.

Dem Gespräch folgt die körperliche Untersuchung, die einen wichtigen Eindruck über die seelische wie auch körperliche Gesamtverfassung vermittelt. Ihr Arzt wird Sie bitten, zu husten oder zu pressen. Verlieren Sie während des Hustens oder Pressens Urin, ist dies ein typisches Zeichen für eine Stress- oder Belastungsinkontinenz. Urinanalyse (Ausschluss eines Infektes) und Restharnbestimmung (Ausschluss einer Überlaufinkontinenz infolge einer Harnröhrenverengung nach Operationen oder Geburten) runden die Untersuchung ab.

Sportarten wie Tennis und Squash sind wegen der Bauchpresse, die Sie beim Schlag einsetzen, ungünstig. Schwimmen und auch Rad fahren sind dagegen ideale Betätigungen.

Ihre Miktionsgewohnheiten sollten Sie in den nächsten Wochen im Miktionstagebuch dokumentieren; Sie finden es auf Seite 62. Zusammen mit den Erkenntnissen aus Ihrem Gespräch, der Untersuchung, der Harnanalyse und der Restharnbestimmung kann die Diagnose Stressinkontinenz erhärtet und eine Behandlung eingeleitet werden.

URSACHEN DER STRESSINKONTINENZ

* Hormonmangel
* Beckenbodensenkung
* Bindegewebsschwäche
* Falsches Heben
* Übergewicht
* Vernarbungen an der Harnröhre nach Geburten oder Operationen

Behandlung der Stress- oder Belastungsinkontinenz

Mehr als zwei Drittel der Fälle von Harninkontinenz bei Frauen sind zur Stressinkontinenz zu zählen.

An erster Stelle in der Behandlung einer Stressinkontinenz steht das Beckenbodentraining, gefolgt von der operativen Behandlung. Bevor man jedoch diesen sehr schwerwiegenden, in manchen Fällen jedoch nicht zu umgehenden Schritt der Operation wählt, versucht man zunächst, eine Besserung der Stressinkontinenz mithilfe physiotherapeutischer Maßnahmen wie dem Beckenbodentraining zu erreichen. Medikamente spielen bei der Behandlung von Stressinkontinenz eine eher untergeordnete Rolle.

Beckenbodentraining richtig angewandt

Wie beispielsweise der Bizepsmuskel im Oberarm lässt sich auch die Muskulatur der Harnröhre und des Beckenbodens durch regelmäßiges Training stärken. Mit einer derart gekräftigten Beckenbodenmuskulatur erreichen Sie eine maximale aktive Druckübertragung auf die Harnröhre und erzielen Kontinenz.

BECKENBODENTRAINING ALS ERGÄNZUNG ZUR OPERATIVEN THERAPIE

✳ Mit der Physiotherapie kann das Resultat einer Operation unterstützt und in den meisten Fällen noch verbessert werden.

✳ Die Beckenbodengymnastik stellt neben Inkontinenzoperationen eine wichtige Maßnahme zur Vermeidung eines Rückfalls dar.

Bei geringgradigeren Befunden ohne wesentliche Beckenboden- und Gebärmuttersenkung ist das gezielte gymnastische Training des Beckenbodens auch ohne Operation bereits erfolgversprechend. Wichtig ist allerdings, dass Sie wirklich an einer deutlichen Besserung Ihrer Blasenschwäche interessiert sind und regelmäßig trainieren. Wirkungsvolle Übungen zur Kräftigung Ihrer Beckenbodenmuskulatur finden Sie auf den Seiten 78 bis 97.

Wird ein operativer Eingriff notwendig, sollten Sie sich möglichst schon vorher mit den gymnastischen Übungen vertraut machen, um diese bis zur Operation zu beherrschen. Der Beckenboden wird hierdurch bereits vor dem Eingriff gefestigt. Außerdem dienen diese Übungen zur Nachsorge, um Korrekturen nicht in kurzer Zeit wieder zunichte zu machen.

Die beste Vorsorge gegen Blasenschwäche ist, frühzeitig mit einem Beckenbodentraining zu beginnen.

Alleine oder in der Gruppe trainieren?

Den Einstieg in das Training erleichtern Ihnen Einzel- oder Gruppenstunden bei einer ausgebildeten Krankengymnastin. Unter ihrer Anleitung erlernen Sie die für Ihr Problem richtigen Übungen korrekt auszuführen und können sie dann auch alleine trainieren. Wichtig ist, dass Sie die neuen Übungen mindestens zweimal am Tag selbstständig durchführen und zur Beibehaltung der Kontinenz das Training möglichst über Jahre kontinuierlich fortsetzen.

Für beide Seiten wird die Vermittlung der Übungen erleichtert, wenn Sie als Patientin über die anatomischen Gegebenheiten von Blase und Beckenboden und die Zusammenhänge der Harninkontinenz bereits informiert sind. Ich empfehle Ihnen dazu die Seiten 10 bis 19 dieses Buches über Aufbau und Funktion der Harnblase und des Beckenbodens mehrmals in aller Ruhe durchzulesen und sich Fragen am Rande für Ihren Arzt zu notieren. Das doch recht komplizierte Zusammenspiel von Harnspeicherung und Harnentleerung ist nicht leicht zu verstehen.

Ursache – Reizblase

Viele Frauen, besonders in den Wechseljahren und den Jahren danach, leiden unter häufigem, zwingendem Harndrang – den Anzeichen einer Reizblase. Kaum aus dem Haus, müssen sie bereits die nächste Toilette aufsuchen. Ständiger Stress, Termindruck, familiäre Überlastung oder hormonelle Umstellungen in den Wechseljahren können die Ursachen für diesen zwingenden Harndrang sein.

Extra-Tipp

* Versuchen Sie, Ihr Gewicht zu reduzieren!
* Sorgen Sie für einen regelmäßigen Stuhlgang!
* Vermeiden Sie unnötiges Pressen!
* Stellen Sie das Rauchen ein!
* Tragen und heben Sie keine schweren Gegenstände!

MÖGLICHE URSACHEN DER REIZBLASE

* Stress, Zeitdruck, Aufregung
* Hormonelle Umstellungen, zum Beispiel in den Wechseljahren
* Depressive Verstimmung
* Partnerschaftskonflikte
* Wetterumschwung
* Kälte, Nässe und Zugluft
* Blasenentzündungen

* Entzündungen der Vagina, Tumoren der Blase können ebenfalls Ursache einer Reizblase sein, auch wenn dies eher selten ist. Nach ihnen muss gesucht werden, falls keiner der angeführten Gründe als Auslöser für die Reizblase definiert werden kann.

Verständigungsprobleme zwischen Blase und Nervensystem

Die Reizblase ist als eine Vorstufe der Dranginkontinenz zu sehen; die Grenzen zwischen Reizblase und Dranginkontinenz sind fließend. Sowohl bei der Reizblase als auch bei der Drang-inkontinenz führt der lästige Harndrang die Betroffenen dazu, häufiger (mehr als siebenmal) als gewöhnlich (drei- bis viermal) die Toilette aufzusuchen. Während Betroffene mit Reizblase den Gang zur Toilette normalerweise noch rechtzeitig schaffen, kommen diejenigen mit Dranginkontinenz meist zu spät.

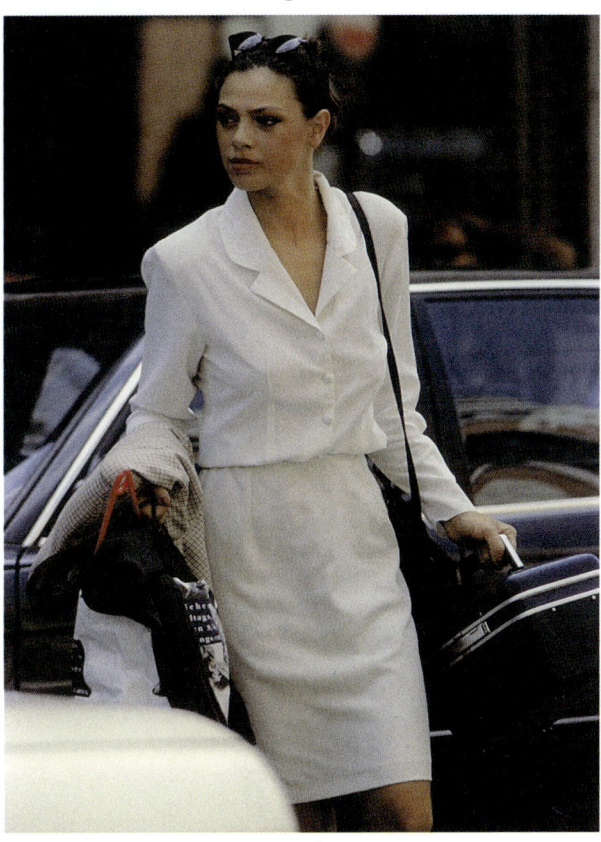

Bei der Reizblase handelt es sich nicht um ein fest umrissenes Krankheitsbild. Vielmehr ist das Zusammenspiel von Harnröhrenverschluss und der für die Entleerung der Harnblase zuständigen Muskulatur gestört. Mit anderen Worten: Die Verständigung zwischen Blase und Nervensystem funktioniert nicht reibungslos. Selbst bei einer nahezu leeren Blase zieht sich diese ohne Steuerungsbefehl des Gehirns zusammen und presst Urin in die Harnröhre.

Dabei können sich die Beschwerden, die sich bei der Reizblase einstellen, unterschiedlich stark bemerkbar machen. Sie reichen von einer leichten Befindlichkeitsstörung bis hin zur schmerzhaften Erkrankung. Die Tabelle auf Seite 34 zeigt eine Stufeneinteilung.

Stress und permanenter Termindruck können die Ursache einer Reizblase sein.

Die Diagnose – Wie finde ich heraus, ob ich eine Reizblase habe?

Sie werden wahrscheinlich bereits an dieser Stelle des Kapitels erahnen können, ob Sie selbst unter einer Reizblase leiden. Wie gesagt, typisch für die Reizblase ist, dass Sie ständig »müssen«; und jedes Mal sind es nur wenige Tropfen oder Milliliter Urin. Wenn Sie dann auch noch häufig Blasenentzündungen bekommen, haben Sie mit ziemlicher Wahrscheinlichkeit eine Reizblase. Ganz sicher können Sie aber nur sein, wenn Sie mit Ihrem Arzt ein ausführliches Gespräch führen und sich eingehend untersuchen lassen.

REIZBLASE – STUFENEINTEILUNG DER BESCHWERDEN	
Stufe I:	Erhöhter Harndrang, das lästige »Dauermüssen«.
Stufe II:	Anhaltend zwingender Harndrang, trotz geringer Harnmenge in der Blase. In diesem Fall stellt sich auch nach dem Wasserlassen nicht das befreiende Gefühl der Entleerung ein.
Stufe III:	Dauernder, unüberwindlicher und sehr schmerzhafter Harndrang.

Beim Haus- und Frauenarzt

Ihr Arzt wird Sie zunächst in einem ersten Gespräch über Ihre Beschwerden, Grunderkrankungen, psychische Belastungen, eingenommene Medikamente, mögliche Operationen und Schwangerschaften befragen. Anschließend wird er Ihren Urin im Labor untersuchen lassen und eine gynäkologische Untersuchung durchführen. Ihr Arzt wird nach Harnwegsinfekten (zum Beispiel Blasenentzündung), Entzündungen und Rückbildungen der Scheide in der Menopause (Zeitraum nach der letzten Regelblutung, die etwa mit 49 Jahren auftritt) und

Postmenopause (damit sind die Jahre nach Eintritt der Menopause gemeint) suchen, die er anhand der trockenen Schleimhaut sofort erkennt. Es schließt sich eine Ultraschalluntersuchung an, mit der exakt festgestellt werden kann, ob nach dem Wasserlassen noch Urin in der Blase verblieben ist; diese Ultraschalluntersuchung ist vollkommen schmerzlos.

Beim Urologen

Wenn Ihr Arzt es für notwendig erachtet, wird er Sie zum Facharzt, dem Urologen, überweisen, der dann weiterführende Untersuchungen wie Blasenspiegelung, Röntgenaufnahmen der ableitenden Harnwege oder eine urodynamische Untersuchung (= Bestimmung von Blasendruck, Blasenentleerung und Harnröhrenverschluss) vornehmen wird. Bitte beachten Sie hierzu auch die im Kapitel »Diagnostik der Harninkontinenz« (Seite 58ff.) folgenden Ausführungen.

Trotz massiv auftretender und sehr belastender Beschwerden wird in den meisten Fällen keine körperliche Ursache für die Reizblase gefunden.

Wichtig: Das Gespräch mit Ihrem Arzt

Trotz massiv auftretender und sehr belastender Beschwerden kann in den meisten Fällen keine körperliche Ursache für die Reizblase gefunden werden.

Umso wichtiger ist daher das Gespräch mit Ihrem Arzt, in dem sich häufig Hinweise auf seelische und psychische Belastungen herauskristallisieren, die unmittelbar mit dem Auftreten der Reizblase einhergehen. Psychische Probleme wie außergewöhnlicher Stress, belastende Ereignisse in Beruf oder Familie können sich auf die Blase auswirken. Diese psychosomatisch benannten Beschwerden sind genauso ernst zu nehmen wie alle körperlichen Erkrankungen und bedürfen genauso einer ärztlichen Behandlung. Unter Zuhilfenahme des Miktionstagebuches auf Seite 62 können Sie und Ihr Arzt die von Ihnen geschilderten Beschwerden eingrenzen und die Diagnose einer Reizblase erheben.

DIE KEKSDOSE

Damit Sie nicht ständig an Ihre Sorgen denken müssen, schreiben Sie diese auf. Immer, wenn Sie sich über etwas Sorgen machen, notieren Sie diese Sorgen auf einen Zettel – Ihren Sorgenmerkzettel – und stecken ihn in eine leere Keksdose – Ihre Sorgendose. Sammeln Sie die Zettel dort, und öffnen Sie die Sorgendose einmal in der Woche. Beschäftigen Sie sich etwa eine Stunde lang nur mit den gesammelten Sorgen, und bearbeiten Sie diese noch vor dem Wochenende.

Überlegen Sie: Ärgern Sie sich zu Recht? Müssen Sie allein sich wirklich um alles kümmern? Arbeiten Sie alle Sorgen ab. Sorge unbegründet oder von selbst erledigt? Dann ab in den Papierkorb mit dem Zettel! So haben Sie den Kopf frei für schöne Dinge. Am Ende bleiben vielleicht zwei oder drei Zettel übrig, über deren Inhalt Sie doch länger nachdenken müssen. Dies ist der Rest von alledem, für das Sie während der Woche Zeit und Kummer investiert hätten. Die nächste Aufgabe besteht darin, sich auf die berechtigten Sorgen zu konzentrieren. Jetzt ersetzen Sie das Sich-Sorgen-Machen jedoch kreativ und positiv durch die Suche nach Lösungsmöglichkeiten.

Stress, Termindruck, berufliche Belastungen oder familiäre Probleme können Auslöser für eine Reizblase sein.

Was kann ich gegen meine Reizblase tun?

Wenn Sie meinen, an einer Reizblase zu leiden, können Sie anhand der Einstufung Ihrer Beschwerden in Stufe I, II und III (siehe Tabelle Seite 34) feststellen, ob Sie zunächst selbst einen Behandlungsversuch unternehmen oder Ihren Arzt aufsuchen wollen.

Lesen Sie sich dieses Kapitel zunächst in Ruhe durch und entscheiden Sie erst anschließend.

Medikamentöse Behandlung mit Naturheilmitteln

Bei Beschwerden der Stufe II und III sollten Sie sich sofort an Ihren Arzt wenden. Reizblasenbeschwerden der Stufe I mit erhöhtem Harndrang (mehr als siebenmal am Tag) können Sie zunächst mit Naturheilmitteln aus der Apotheke oder aus dem Reformhaus selbst behandeln. Sie lindern Reizzustände, wirken krampflösend und entspannend (zum Beispiel Cysto Fink, Granufink, Cysto-Urgenin). Diese Präparate sind rezeptfrei zu erhalten und sollten über einen Zeitraum von sechs Wochen eingenommen werden. Bessern sich Ihre Beschwerden nicht innerhalb von ein bis zwei Wochen, sollten Sie unbedingt einen Arzt aufsuchen.

Es gibt eine ganze Reihe Kräuter, die helfen, Ihre Reizblase zu heilen. Kava-Kava und Gewürzsumachrinde lindern die allgemeinen Reizzustände. Kürbissamenöl kräftigt die Blasenmuskulatur und Kava-Kava sowie Hopfenzapfen wirken krampflösend und entspannend. Bärentraubenblätter schließlich besitzen desinfizierende Wirkung.

Extra-Tipp

Möchten Sie noch mehr Tipps zur Entspannung? Schreiben Sie an Sanofi Winthrop GmbH, »Spasuret 200-Service«, 80323 München (Stichwort: »Entspannung trainieren«).

Die Bärentraube, auch Moosbeere oder Wilder Buchs genannt, ist ein Heidekrautgewächs. Bärentraubenblätter wirken desinfizierend und harntreibend. Sie werden gegen entzündliche Erkrankungen der Harnwege, Blasensteine und verschiedene Infektionen der Nieren eingesetzt.

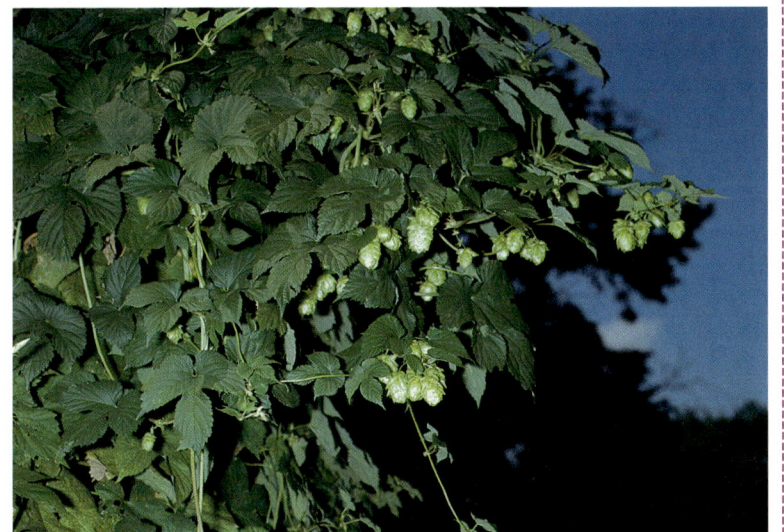

Training von Blase und eigenem Verhalten

Schon das alleinige Bewusstmachen der Vorgänge von Harnspeicherung und Blasenentleerung kann zu erstaunlichen Erfolgen führen. Entziehen Sie sich dem Zwang, ständig neben der Toilette stehen zu müssen. Versuchen Sie, Ihre Blase an einen bestimmten Toilettenrhythmus zu gewöhnen; die Medizin spricht hier vom Toilettentraining. Dabei sollten Sie dem Reiz, jetzt Wasser zu lassen, den Willen entgegen setzen, täglich etwas länger zu warten, um auf diese Weise nach und nach den Blaseninhalt zu vergrößern und die Blase wieder an größere Inhalte zu gewöhnen.

Führen Sie ein Tagebuch

Wenn Sie Ihre Trink- und Blasenentleerungsgewohnheiten über mehrere Tage in Ihrem persönlichen Miktionstagebuch notieren, erhalten Sie einen genauen Überblick über Ihre Blasenfunktion. Kopieren Sie einfach Seite 62 mit dem Miktionstagebuch mehrfach, und heften Sie die Seiten zusammen. Mit zunehmendem Training werden Sie feststellen, dass Sie Ihre Blase wieder als Speicherorgan nutzen können und sich den Tagesablauf nicht mehr durch den immerwährenden Harndrang aufzwingen lassen müssen.

Gymnastik stärkt den Beckenboden

Das Beckenbodentraining spielt in der Behandlung der Reizblase eine äußerst wichtige Rolle. Gezielt eingesetzte Gymnastik stärkt die Beckenbodenmuskulatur. Mithilfe des Beckenbodentrainings lernen Sie, den Beckenboden und den äußeren Schließmuskel der Harnröhre bei Harndrang anzuspannen, um so den Miktionsreiz abfangen zu können. Sie sollten die auf den Seiten 78 bis 97 aufgeführten Übungen regelmäßig, am besten zweimal am Tag über mindestens vier Wochen – weniger zeigt keinen Erfolg und führt zu nichts – durchführen, um hierdurch eine Linderung Ihrer Beschwerden zu erzielen. Wichtig ist, dass Sie die Übungen wirklich konsequent durchhalten, um ein ausreichendes Training der Beckenbodenmuskulatur zu erzielen. Nur so können Sie den Kampf gegen die Reizblase wirklich »durchtrainiert« aufnehmen. Ausgesprochen positive Effekte auf die Reizblase werden übrigens auch mit der Akupunktur, der Homöopathie und der leicht zu lernenden Fußreflexzonenmassage erzielt.

BLASENENTZÜNDUNG

Frauen haben eine sehr viel kürzere Harnröhre als Männer. Dadurch können Bakterien leichter in die Blase gelangen und dort eine Entzündung verursachen.

Eine einfache Blasenentzündung wird in der Regel über drei Tage mit einem schnell wirksamen Antibiotikum behandelt, welches Ihnen Ihr Arzt verschreibt.

Vor Beginn der Behandlung wird Ihr Urin im Labor untersucht. Hierfür wird der so genannte »Mittelstrahlurin« benötigt, den Sie gewinnen, indem Sie den ersten kräftigen Urinstrahl in die Toilette entleeren und den zweiten in das hierfür vorgesehene Urinröhrchen, das Sie in der Apotheke oder bei Ihrem Arzt erhalten.

Achtung

Trotz Reizblase ist es absolut wichtig, dass Sie weiterhin eine ausreichende Flüssigkeitsmenge zu sich nehmen.

Fußreflexzonenmassage

Fußreflexzonenmassage können Sie leicht selbst erlernen. Viele Volkshochschulen und Gesundheitszentren bieten Kurse hierzu an. Sie können selbstverständlich auch Ihren Arzt nach der Adresse von Physiotherapeuten fragen, die in Ihrem Programm die Fußreflexzonenmassage anbieten. Die Reflexzone für die Harnorgane befindet sich übrigens an der Fußinnenseite, am Übergang vom äußeren zum mittleren Drittel des Fußes.

Homöopathie

Die Homöopathie ist nicht mit der Behandlung durch Naturheilmittel gleichzusetzen. In der Homöopathie wird Ähnliches mit Ähnlichem behandelt. Der Begründer der Homöopathie, Hahnemann, vertrat auf Grund seiner therapeutischen Erfahrung die Meinung, dass ein Mittel, das bei einem Gesunden bestimmte Symptome, wie etwa Fieber auslöst, genauso genutzt werden kann, um bei einem Kranken das Fieber zu heilen: Ähnliches wird mit Ähnlichem geheilt.

Besonders chronische Erkrankungen oder auch Befindlichkeitsstörungen lassen sich Erfolg versprechend mit homöopathischen Mitteln behandeln.

Besonders chronische Erkrankungen, Befindlichkeitsstörungen und leichtere Erkrankungen lassen sich mit großem Erfolg durch die Homöopathie behandeln. Wenn Sie an einer homöopathischen Behandlung interessiert sind, ist der Arzt für Naturheilkunde oder Homöopathie der richtige Ansprechpartner. Im Branchenbuch Ihres Wohnortes finden Sie hierzu Adressen von Ärzten.

Die Behandlung wird von den meisten Krankenkassen übernommen. Fragen Sie bei Ihrer Krankenkasse nach, ob auch in Ihrem Fall die Kosten übernommen werden.

Akupunktur – ein kleiner Ausflug in die chinesische Medizin

Die Akupunktur ist Teil der jahrtausendealten traditionellen chinesischen Medizin und hat – trotz ihres Alters – bis heute nichts von ihrer Aktualität und Bedeutung verloren.

Akupunktur kann als Reiztherapie bezeichnet werden, bei der der auslösende Reiz durch hauchdünne Nadeln an der Körperoberfläche gesetzt wird und von dort aus auf das Körperinnere und die inneren Organe wirkt. Die Reizfortleitung erfolgt über Nervenbahnen, die zwischen der Hautoberfläche und dem Körperinneren verlaufen.

Die Art, eine Krankheit zu beurteilen, unterscheidet sich in der chinesischen Medizin gravierend von der bei uns angewandten klassischen Schulmedizin. Die Schulmedizin definiert Krankheit vor allem durch messbare Befunde wie Blutdruck, Blutwerte, Körpertemperatur usw. In der Traditionellen Chinesischen Medizin spielt dagegen auch das Erleben des Kranken eine Rolle, die Art und Weise, wie er seine Krankheit empfindet. Diagnose und Therapie werden hierdurch mit beeinflusst.

Das Leben – ein System verschiedener Kräfte

Die Traditionelle Chinesische Medizin betrachtet die Lebensvorgänge als ein System verschiedener Kräfte; die Lebensenergie ist »Qi«. Dieses Qi zeigt sich in verschiedenen Formen; etwa als Erbenergie, die Grundlage jeder körperlichen und geistigen Entwicklung ist. Durch Vereinigung der beiden elterlichen Erbenergien entsteht die Geistesenergie, die im Denken und im Bewusstsein erscheint. Die Nahrungsenergie wird bei der Verdauung freigesetzt, ebenso die Abwehrenergie. Die eingeatmete Luft enthält die Atmungsenergie.

Yin und Yang

Je nachdem, wie es um den energetischen Zustand eines Menschen bestellt ist, werden Leere-Typen (wenig belastbar und widerstandsfähig, sensibel, labil, wetterfühlig) und Fülle-Typen (kräftig, belastbar, wenig empfindlich) unterschieden. Die Leere entspricht einem Yin-, die Fülle einem Yang-Zustand. Ziel der Traditionellen Chinesischen Medizin ist, diese beiden Zustände in ein ausgewogenes Verhältnis zueinander zu bringen, da die mangelnde Balance zwischen Yin und Yang zur Blockade des Energieflusses im Körper führt. Krankheiten aber auch Altersprobleme wie Gedächtnisverlust können die Folge sein.

Bei der chinesischen Diagnose werden mittels Sehen, Hören, Befragen und Tasten Yin- und Yang-Typen differenziert, die

Das gut aufeinander abgestimmte Zusammenspiel aller Funktionsbereiche des Organismus bedingt einen gesunden Menschen.

Erkrankungsregion (innen oder außen) ermittelt, der Funktionszustand (Fülle, Leere) von Organen und der Temperaturbezug einer Krankheit bestimmt.

Kommt ein Kranker in eine Praxis für Traditionelle Chinesische Medizin, diagnostiziert der Arzt zum Beispiel anhand des gefühlten Pulses und der Zungenbeschaffenheit das gesundheitliche Problem und die Funktion der inneren Organe des Patienten.

DAS KÖNNEN PULS UND ZUNGE ZEIGEN

Dunkelrote Zunge:	hoher Blutdruck
Blassrote Zunge:	mit Magen und Niere stimmt etwas nicht
Rote Zungenspitze:	Hinweis auf eine Herzkrankheit
Aufgedunsene Zunge mit roten Rändern:	Hinweis auf psychische Belastung, Stress, Existenzangst, Trauer, Frust
Schwacher aber schneller Puls:	Erkrankung der inneren Organe
»Schleimiger«, den Fingern weggleitender Puls:	Probleme mit der Milz

Die Behandlung mit Akupunktur

Nach der umfangreichen Anamnese wird die Therapie festgelegt.

Ein Therapieverfahren der chinesischen Medizin ist hierbei die Akupunktur, bei der bis zu 0,3 Millimeter dicke Nadeln in bestimmte Punkte am Körper, den Akupunkturpunkten (361 an der Zahl), die durch zwölf Meridiane verbunden sind, gestochen werden. Dabei entsteht des Öfteren ein so genann-

Extra-Info

Eine Akupunkturbehandlung wird anfangs wöchentlich, dann alle 14 Tage vorgenommen.

tes De-Qi-Gefühl – ein warmes, drücken- des Gefühl am Akupunkturpunkt oder entlang des Verlaufs des Meridians.

Französische Wissenschaftler haben nachgewiesen, dass die Meridiane wirk- lich existieren. Sie spritzten eine radio- aktive Substanz in die Hautstellen, in denen die Meridiane liegen sollen und konnten mithilfe der Szintigraphie (spe- zielle Röntgenuntersuchung, die radio- aktive Stoffe im Körper anzeigt) erken- nen, dass die Meridiane den Körper tatsächlich wie ein Flusssystem durch- ziehen, und zwar genau an den Stellen, die schon vor 3000 Jahren von der Traditionellen Chinesischen Medizin beschrieben wurden.

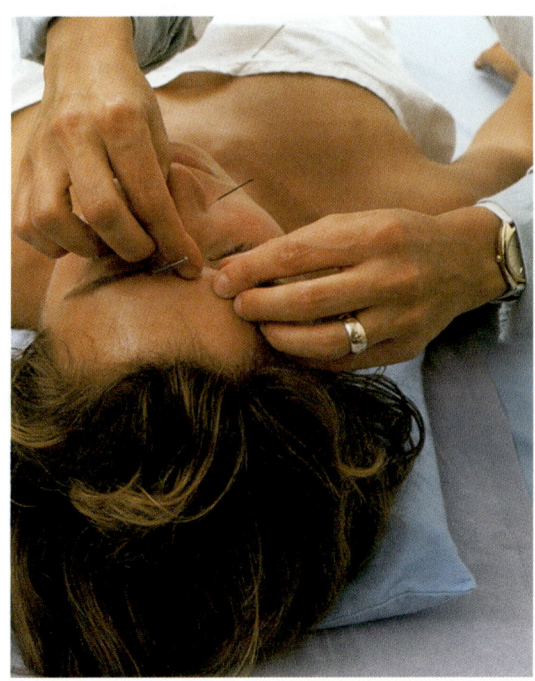

Klassische Aku- punkturbehandlung

Die Liste der Erkrankungen, die sich durch Akupunktur be- handeln lassen, ist endlos. Hierzu gehört auch die Inkontinenz. Besonders aber im Bereich der Schmerztherapie können per Akupunktur große Behandlungserfolge erzielt werden.

Was kostet eine Akupunkturbehandlung?

Pro Akupunktursitzung müssen Sie mit Kosten von 60 bis 70 DM rechnen. Private Krankenversicherungen übernehmen die Kosten meistens vollständig, bei den gesetzlichen Kran- kenkassen ist dies nur nach Antragstellung und Prüfung der medizinischen Notwendigkeit möglich.

Aber auch wenn Sie die Behandlung aus eigener Tasche zahlen müssen – bedenken Sie, dass Sie bei erfolgreicher Be- handlung ein großes Stück Lebensqualität zurückgewinnen und sich im Idealfall wieder unbeschwert in der Öffentlichkeit bewegen können.

Extra-Tipp

Eine Adressenliste von Ärzten für chinesische Medizin erhalten Sie über: Internationale Gesellschaft für Chinesische Medizin, Franz-Josef-Straße 38, 80801 München. Mit 1,10 DM frankierten adressierten Rückum- schlag beilegen.

Behandlung mit Hormonen

Etwa um das 45. bis 49. Lebensjahr tritt bei einer Frau das Klimakterium beziehungsweise die Menopause ein (auch Wechseljahre genannt). Mit dem Klimakterium erlischt die Fortpflanzungsfähigkeit, die Bildung der weiblichen Sexualhormone Östrogen und Gestagen in den Eierstöcken lässt nach und versiegt im hohen Alter irgendwann ganz.

Die Folgen können unter anderem zunehmende Osteoporose (Östrogene schützen vor Knochenabbau), steigender Cholesterinspiegel (man schreibt den Östrogenen eine gefäßschützende Wirkung vor Verkalkung in Folge eines zu hohen Cholesterinspiegels zu), Unterleibsbeschwerden wie trockene und juckende Scheide, Schmerzen beim Geschlechtsverkehr und Reizblase sein.

Östrogene können helfen

Eine Reizblase bei Frauen in oder nach den Wechseljahren ist häufig auf einen Hormonmangel zurückzuführen.

Östrogene haben Einfluss auf den gesamten Organismus. Sie beeinflussen die Fettverteilung, wirken auf den Kollagengehalt von Bindegewebe und Haut und beeinflussen die Schleimhaut und die Muskulatur der Blase sowie die Harnröhre. Die Östrogene bewirken eine Auflockerung des Gewebes; das Gewebe wird gut durchblutet und befeuchtet. Mithilfe der Östrogene werden die Zellen der Scheidenschleimhaut ständig erneuert.

Zwangsläufig kommt es mit der Abnahme des Östrogenspiegels – von Frau zu Frau natürlich unterschiedlich stark – zu einer verminderten Zellerneuerung, Austrocknung, Minderdurchblutung und Schrumpfung der Scheidenschleimhaut, was zu den geschilderten unangenehmen Beschwerden führen kann.

Dies bedeutet jedoch nicht, dass Sie sich als Frau einfach damit abzufinden haben!

Die Entwicklung synthetischer und natürlicher Hormone in Form von vaginal zu applizierenden Cremes, Ovula und

Vaginaltabletten gibt Ihnen die Möglichkeit, diese direkt lokal in der Scheide oder Vagina anzuwenden. Ziel ist es, die Durchblutung, Auflockerung und Befeuchtung des Scheidengewebes zu verbessern.

Hormone können übrigens auch in Form von Tabletten, Pflastern oder Spritzen verabreicht werden. Sie wirken dann über die lokale Wirkung im Unterleib hinaus auf den ganzen Körper. So ist ihre positive Wirkung auf den Knochenstoffwechsel (Osteoporoseschutz) und das Herz-Kreislauf-System (Schutz vor Herzinfarkt) durchaus erwünscht. Allerdings eignen sie sich nicht für jede Frau!

Nutzen Sie die positive Wirkung der Östrogene auf den ganzen Körper.

ÖSTROGENE NICHT ODER NUR EINGESCHRÄNKT BEI

* Akuter oder durchgemachter infektiöser Leberentzündung
* Erkrankungen der Leber und Gallenblase
* Eigener oder in der Familie aufgetretener Krebserkrankung der Brust und Gebärmutter
* Diabetes mellitus
* Eigener oder in der Familie in direkter Linie (Eltern, Geschwister, Großeltern etc.) aufgetretener Thrombosen oder Venenleiden mit Krampfadern
* Migräne
* Ausgeprägtem Übergewicht, besonders in Verbindung mit Nikotin

Eine Östrogenbehandlung ist generell gut verträglich. Mit Nebenwirkungen, wie sie nach Einnahme von Ovulationshemmern (»Pille«) bekannt sind, ist nicht zu rechnen, da die meisten zur Verfügung stehenden Präparate natürliche Östrogene enthalten, die von den Eierstöcken selbst gebildet werden und in relativ niedrigen Dosen zur Anwendung kommen. Bei dieser Dosierung wirken Östrogene nicht blutdrucksteigernd.

Extra-Tipp

Lassen Sie nichts unversucht, um Ihre Blasenschwäche zu bessern. Jeder Einsatz lohnt sich!

Eine Zunahme des Thromboserisikos (Blutgerinnsel in den tiefen Venen) wurde durch die hier angewandte niedrige Dosierung der Östrogene bisher nicht beobachtet. Eine geringe Gewichtszunahme von zwei bis drei Kilogramm ist jedoch möglich.

Bei der Wahl der Östrogenbehandlung ist zusammen mit dem Arzt zu überlegen, ob die Wirkungen der Hormone im ganzen Körper gewünscht sind und eventuelle Nebenwirkungen wie beispielsweise eine Gewichtszunahme von üblicherweise zwei bis drei Kilogramm in Kauf genommen werden wollen. Deshalb: Besprechen Sie dieses Thema unbedingt mit Ihrem Haus- oder Frauenarzt.

Hat Ihr Arzt keine Bedenken, spricht nichts gegen den Einsatz von Hormonen. Sie sollten jedoch bedenken: Eine Östrogenbehandlung allein kann Ihre Reizblase nicht heilen. Dies funktioniert nur im Zusammenwirken mit dem Beckenboden- und Toilettentraining und gegebenenfalls einer zusätzlichen medikamentösen Behandlung.

Vielen Menschen macht eine medikamentöse Behandlung Angst, zumal wenn Sie mit Injektionen verbunden ist. Sprechen Sie mit Ihrem Arzt darüber. Aufklärung hilft gegen Angst.

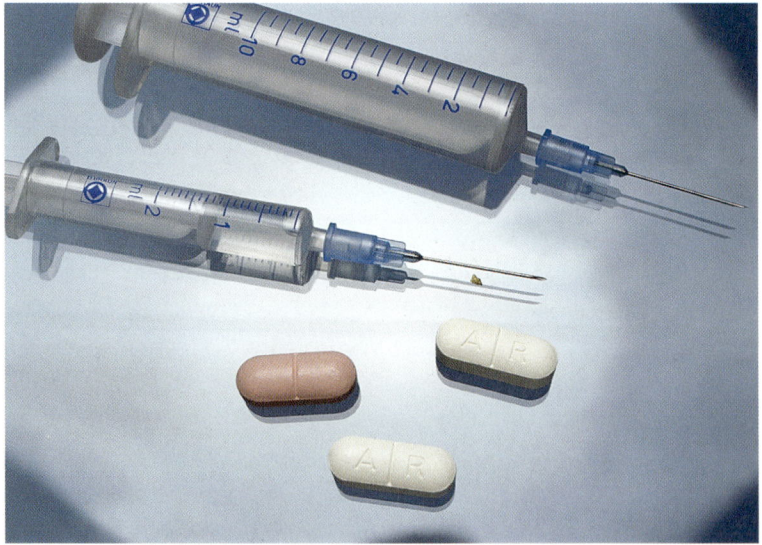

Allgemeine Entspannungs- und Verhaltens- regeln bei einer Reizblase

Wie Sie bereits zu Beginn dieses Kapitels erfahren haben, findet sich in den meisten Fällen keine körperliche Ursache für die Reizblase. Auffällig ist jedoch, dass die Beschwerden sehr oft in zeitlichem Zusammenhang mit seelischer Belastung, Stress, depressiver Stimmung und Ähnlichem auftreten. Das Ungleichgewicht der Seele scheint hier erheblichen Einfluss auf die Blasenfunktion zu nehmen. Das Ergebnis ist die Reizblase.

Entziehen Sie sich dem Stress

Es sagt sich immer so leicht: Entziehen Sie sich dem Stress. Aber wie? Familiäre und berufliche Pflichten nehmen nun einmal einen Großteil des Tages ein. Viel Zeit für sich selbst bleibt meistens nicht – wir alle kennen das.

Besonders Frauen neigen dazu, immer alles perfekt machen zu wollen und merken gar nicht oder ignorieren einfach, dass ihre seelische und körperliche Gesundheit erheblich darunter leiden kann. Unser Körper lässt sich aber nicht einfach so beschummeln. Die Reizblase ist ein deutliches Warnsignal!

Extra-Tipp

Keine Frage: Gesundheit ist nicht alles, aber ohne Gesundheit ist alles nichts.

ENTSPANNUNGSTIPPS

✳ Coué, Émile: Die Heilkraft des positiven Denkens.
✳ Scherz, Thomas: Das Praxisbuch der Mentaltechniken.
✳ Pfeiffer, Vera: Positives Denken.
✳ Kelder, Peter: Die Fünf »Tibeter«.

✳ Streubel, B., Magyarosy, M.: Die fünf »Tibeter« …in Aktion (Videofilm zum Buch); ca. 30 Minuten.
Sie können alle aufgeführten Titel über die Weltbild Verlag GmbH, Steinerne Furt 70, 86131 Augsburg, bestellen.

Es gibt nur einen Weg, um dem Stress zu entfliehen: Ziehen Sie die Notbremse! Fangen Sie an, mehr an sich zu denken! Ziehen Sie einmal Bilanz über Ihr bisheriges Leben und denken Sie an die Jahre, die noch vor Ihnen liegen. Wie wollen Sie diese verbringen? Was wollen Sie erreichen? Was erwarten Sie vom Leben, wenn die Kinder aus dem Haus sind, und Sie endlich Zeit für sich haben? Und wie viel Spaß macht dies alles, wenn Sie körperlich und geistig fit sind? Und wie viel weniger Spaß macht es, wenn Sie das nicht sind?

Ein Warnsignal

Ihre Reizblasenbeschwerden sind ein Warnsignal dafür, dass es jetzt in eine andere Richtung gehen sollte. Versuchen Sie Ihr Inneres zu finden und einen Ruhepol in sich selbst zu schaffen. Sich der eigenen Bedürfnisse und Wünsche bewusst zu werden und inneren Impulsen zu folgen, ist die erste Voraussetzung für psychische Gesundheit, für eine gelassene innere Grundhaltung und ein bewusstes Umgehen mit den eigenen Kräften und den Anforderungen aus dem unmittelbaren Umfeld. Nehmen Sie zum Beispiel »Die fünf Tibeter« (Buch- und Videotitel, siehe Kasten Seite 47) als Grundlage, um bewusste Entspannung zu erlernen und zu verinnerlichen. Sie können die Übungen der fünf Tibeter leicht zu Hause ausführen. CDs mit wunderbar entspannender meditativer Musik sind in großer Auswahl im Musikhandel erhältlich. Neuerdings werden von Psychotherapeuten auch Entspannungsverfahren im Wasser angeboten, die große Erfolge bei der Stressbewältigung zeigen; Wasser entspannt und hilft, Stress abzubauen.

Zu Ihrer Unterstützung haben wir Ihnen bereits an dieser Stelle ein paar kurze Regeln zur Entspannung zusammengestellt, ergänzt durch allgemeine Verhaltensregeln, die das Risiko, eine Reizblase zu entwickeln, minimieren sollen.

Erkrankungen, wie beispielsweise die Reizblase, sind immer auch ein Alarmsignal des Körpers oder der Seele, auf das wir hören sollten.

REIZBLASE – SO BEUGEN SIE VOR

✳ »Lassen Sie Ihre Seele einfach einmal baumeln«. Versuchen Sie, bewusst alles hinter sich zu lassen: den Ärger am Arbeitsplatz, die Überlastung im Haushalt, den Ärger mit der Schule Ihrer Kinder usw.

✳ Gehen Sie spazieren, genießen Sie die Natur und die Minuten, die nur Ihnen allein gehören.

✳ Legen Sie sich ins Bett und hören Sie sich vor dem Einschlafen entspannende meditative Musik an. Freuen Sie sich auf den nächsten Morgen.

✳ »Machen Sie das, wovon Sie schon immer geträumt haben.« Sie werden sehen, wie viel positive Kraft Ihnen das bringt, von der Sie lange zehren können.

✳ »Alles in Maßen, bitte«. Ihr Körper dankt Ihnen den Verzicht auf zu viel Alkohol, Kaffee, zu kalte Getränke und zu scharfe Speisen!

✳ »Ein gesunder Körper braucht ausreichend Flüssigkeit«. Sie sollten versuchen, täglich 1,5 bis 2 Liter Wasser oder Kräutertee zu trinken.

✳ »Machen Sie die Nacht nicht zum Tage«. Ausreichend Schlaf gibt Ihrem Körper die nötige Erholung und Energie, um gesund zu bleiben.

✳ »Ziehen Sie sich warm an«. Ihre Blase verträgt keine Kälte.

✳ »Vermeiden Sie nasse Füße«.

✳ »Ziehen Sie sich im Sommer nach dem Baden gleich um.«

✳ Wenn Sie in der Kälte warten müssen: Nicht auf einer Stelle stehen bleiben. Gehen Sie lieber auf und ab.

✳ Haben Sie schon einen Sportkurs an der Volkshochschule oder in einem Turnverein belegt? Die Rückenschule beispielsweise verhilft Ihnen zu einer besseren und gesünderen Körperhaltung und macht zusätzlich fit.

Zur Entspannung tragen auch autogenes Training, Qi Gong und Yoga bei. Informieren Sie sich bei Ihrer Volkshochschule über entsprechende Kurse.

Dranginkontinenz

Die Dranginkontinenz rührt von einer Überaktivität der Blasenmuskulatur her, während der Blasenverschlussmechanismus intakt ist. In der Medizin wird die motorische von der sensorischen Dranginkontinenz unterschieden. Der Urinverlust geht jedoch in beiden Fällen mit plötzlichem heftigen Harndrang einher.

Die Verteilung der Inkontinenzformen in Abhängigkeit vom Alter zeigt eine zunehmende Drangsymptomatik mit dem Alter

Motorische Dranginkontinenz

Die vom Gehirn ausgehenden Impulse für eine geordnete Blasenfunktion befinden sich in einem ständigen, sehr fein aufeinander abgestimmten Wechselspiel zwischen Harnspeicherung und Harnentleerung, zwischen Entspannung und Anspannung – ein Leben lang. Schon die kleinsten Störungen im Nervensystem können zum Ungleichgewicht zwischen Speicherung und Entleerung der Harnblase führen: Anstatt den Urin zu speichern, arbeitet die Blasenmuskulatur bei der motorischen Dranginkontinenz gegen den intakten Blasenverschluss. Hier fehlt also der hemmende Einfluss des Nervensystems auf die Blasenmuskulatur, der aktive Teil überwiegt. Irgenwann kann der Verschluss der Blase diesem Druck nicht mehr standhalten. Das Resultat: ein plötzlicher heftiger Harnverlust. Die Zeitspanne vom Bemerken des Harndranges bis zur Blasenentleerung ist dabei so kurz, dass der Gang zur Toilette einfach nicht mehr rechtzeitig geschafft wird.

Anzahl der untersuchten Personen: 3759

- - - Stress
.... Stress/Drang
——— Drang

Lebensalter: 50-59 60-69 70-79 80-89 90-99

Wie kann es dazu kommen?

Ursache dieses gestörten Wechselspieles sind mit zunehmendem Alter auftretende Abnutzungserscheinungen der Nervenbahnen und Nervenzentren sowie Durchblutungsstörungen und Erkrankungen des Gehirns. Die motorische Dranginkontinenz ist daher auch eher eine Erkrankung, die erst bei Menschen höheren Lebensalters diagnostiziert wird.

Sensorische Dranginkontinenz

Im Gegensatz zur motorischen Dranginkontinenz liegt das Ungleichgewicht zwischen Aktivierung und Hemmung bei der sensorischen Dranginkontinenz nicht im Nervensystem, sondern in der Harnblase oder Harnröhre selbst. Von der Blase aus werden ständige Reizimpulse an das Blasenzentrum übermittelt, die eine Miktion auslösen sollen. Irgendwann kapituliert auch das Blasenzentrum und gibt dem Blasenreiz nach – es kommt zur Inkontinenz.

Extra-Info

Die Dranginkontinenz ist vor allem eine Erkrankung des höheren Lebensalters.

URSACHEN MOTORISCHER DRANGINKONTINENZ

* Schlaganfall
* Rückenmarksverletzungen
* Multiple Sklerose
* Parkinson
* Hirn- und Rückenmarkstumoren
* Diabetes mellitus
* Langfristiger Alkoholmissbrauch

URSACHEN SENSORISCHER DRANGINKONTINENZ

* Akute und chronische Blasenentzündungen
* Prostatavergrößerungen
* Steinleiden
* Harnröhrenentzündungen und -verengungen nach Operationen
* Beckenbodensenkung

Behandlung der Dranginkontinenz

Wie wir bereits gesehen haben, können zahlreiche Krankheiten als Ursache einer Dranginkontinenz in Frage kommen. Der erste Schritt der Behandlung besteht demnach darin, nach einer Prostatavergrößerung, Harnleitersteinen und Tumoren von Blase und Prostata zu suchen. Werden diese als Ursachen der Harninkontinenz ausgeschlossen, können wir uns dem nächsten Schritt der Behandlung zuwenden, den Medikamenten.

Medikamentöse Behandlung

Die sensorische Dranginkontinenz lässt sich am besten behandeln, wenn man die Ursache, etwa eine Blasenentzündung, medikamentös durch Antibiotika behandelt und der Dranginkontinenz damit den Nährboden entzieht.

Eine Infektion der Harnwege kann Auslöser einer Dranginkontinenz sein.

Eine motorische Dranginkontinenz ist sehr gut mit Medikamenten zu heilen, die zur Entspannung und Entkrampfung der Blasenmuskulatur führen. Wenn möglich, sollten Sie sich von Ihrem Arzt Medikamente verschreiben lassen, die direkt an der Blase wirken. Sie sind ausgesprochen nebenwirkungsarm und gut verträglich. Über 70 Prozent der Inkontinenzpatienten können hiermit geheilt werden oder erreichen zumindest eine deutliche Besserung ihrer Beschwerden. Sie wirken jedoch nicht in jedem Fall ausreichend, so dass gegebenenfalls auf stärkere Medikamente umgestiegen werden muss (siehe Kapitel »Behandlung der Harninkontinenz«, Seite 70ff.).

Aber auch hier gilt: Nichts geht ohne die ständige schriftliche Kontrolle der Miktion und des Harnverlustes. Nützen Sie Ihr Miktionstagebuch und versuchen Sie, die Intervalle zwischen dem Wasserlassen mehr und mehr zu verlängern. In Kombination mit der medikamentösen Unterstützung können Sie die normale Miktion wiedererlernen. Nach erfolgreicher Behandlung können die Medikamente schrittweise reduziert werden.

Überlaufinkontinenz

Der Name bezeichnet treffend, wo das Problem liegt: Die Blase ist so übermäßig stark gefüllt, dass der Blasenverschluss gewissermaßen »aufgesprengt« wird, damit die Blase nicht platzt. Der Urin kommt jedoch nicht in einem Schwall herausgeschossen; er fließt nur tröpfelnd ab. Meist sind mechanische Abflusshindernisse Schuld an der Überlaufinkontinenz. Eine Überlaufinkontinenz hat Folgen für die Blasenmuskulatur. Ohne Behandlung führt die ständige Überfüllung der Blase zur Überdehnung und langfristig zur Zerstörung der muskulären Strukturen.

Überlaufinkontinenz – typisch für ein Prostataadenom oder eine Harnröhrenverengung.

Eine Überlaufinkontinenz entsteht nicht plötzlich. Ohne Behandlung setzt die Zerstörung der Blasenmuskulatur jedoch langsam ein. Typisch für den zunehmenden Sensibilitätsverlust der Blase ist die Vergrößerung der Abstände, in denen man Wasser lassen muss, verbunden mit der Zunahme des Harnvolumens als Ausdruck der überdehnten Blase. Beim Wasserlassen kommt der Harnstrahl nur zögernd und schwach – ein Zeichen für die beginnende Unfähigkeit der Blase, den Urin aktiv aus der Blase herauszutreiben. Männer können oft nur noch im Sitzen Wasser lassen. Kommt es bereits zu unwillkürlichem, nicht mehr steuerbarem Harndrang, ist das Endstadium der Überlaufinkontinenz erreicht.

URSACHEN DER ÜBERLAUFINKONTINENZ

✳ Mechanische Verschlüsse des Blasenauslasses durch
- vergrößerte Prostata,
- Tumoren,
- chronische Verstopfung,
- Harnröhrenverengungen

nach Operationen oder Geburten
✳ Funktionelle Austreibungsschwäche des Urins durch Überdehnung der Blasenmuskeln oder Nervenschädigungen

Behandlung der Überlaufinkontinenz

Erste Behandlungsmaßnahme ist die Ableitung des Urins aus der Blase über einen Katheter. Bei einem Katheter handelt es sich um einen biegsamen, weichen Gummi- oder Latexschlauch verschiedener Länge und Dicke, der unter Gabe von Gleitmittel vollkommen schmerzfrei durch die Harnröhre in die Blase geschoben wird (siehe Abb. Seite 107).

Um für die Entleerung der Blase nicht jedes Mal einen neuen Katheter legen zu müssen (vor allem bei Männern), kann dieser in der Blase beziehungsweise Harnröhre belassen und an einen Beutel angeschlossen werden, in den der Urin ständig abfließt. Versehen mit einem Beingurt, an dem der Beutel befestigt wird, ist so ein freies Bewegen problem- und schmerzlos möglich. Ist der Abfluss des Urins gewährleistet, bleibt ausreichend Zeit, um nach der Ursache der Überlaufinkontinenz, zum Beispiel einem Prostataadenom, zu suchen und diese zu behandeln.

Grundsätzlich sollte man bei Prostatabeschwerden lieber einmal zu viel als zu wenig seinen Arzt um Rat fragen. Hinter dem sich immer häufiger meldenden Harndrang und der Überlaufinkontinenz kann sich nämlich auch Blasen- oder Prostatakrebs verbergen. Die frühzeitige Diagnose ist entscheidend für eine erfolgreiche Behandlung der Krebserkrankung.

Achtung

Keine Eigenbehandlung bei Überlaufinkontinenz! Die Ursache ist meist ein mechanisches Hindernis, das operativ beseitigt werden muss.

SYMPTOME DER ÜBERLAUFINKONTINENZ

* Startschwierigkeiten beim Wasserlassen
* abgeschwächter Harnstrahl
* Harnträufeln ohne zwingenden Harndrang
* häufiges Wasserlassen (weil die Blase nie leer wird)
* Harndrang (bedingt durch den Reiz des ständigen Restharns in der Blase) bei Prostatavergrößerung

Reflexinkontinenz

Eine komplette Unterbrechung der zum Gehirn ziehenden und von dort kommenden Nervenbahnen oberhalb des Blasenzentrums (dies sitzt im Sakralmark, am untersten Ende der Wirbelsäule) im Rückenmark führt zur Reflexinkontinenz. Häufige Ursache sind Erkrankungen des Nervensystems, die die Nervenbahnen zerstören wie Multiple Sklerose, Tumoren, Durchblutungsstörungen im Bereich des Gehirns oder des oberen Rückenmarks, Schädel-Hirn-Verletzungen und Querschnittslähmungen.

Symptome und Behandlung

Die Reflexinkontinenz zeichnet sich durch eine fehlende Sensibilität, also das rechtzeitig einsetzende Gefühl für die gefüllte Blase, aus. Harndrang wird ebenfalls nicht verspürt. Es kommt zu unkontrollierbaren Blasenkontraktionen und zu unwillkürlichem Urinabgang; das bedeutet, die Blase füllt und entleert sich reflexartig, vom Willen nicht zu beeinflussen. Sie können dieses Gefühl nachvollziehen, wenn Sie sich an die reflexartigen Kontraktionen oder Zuckungen der Muskulatur wie sie manchmal beim Einschlafen auftreten, erinnern.

Ursache der Reflexinkontinenz ist in erster Linie eine Unterbrechung der Nervenbahnen im Rückenmarksbereich.

Behandelt wird die Reflexinkontinenz vor allem durch das Toilettentraining, Medikamente oder einen operativen Eingriff. Die Patienten lernen außerdem, ihre Blase mithilfe eines Katheters regelmäßig selbst zu entleeren – man nennt dies in der medizinischen Fachsprache auch »intermittierenden Katheterismus«. Dies ist unbedingt notwendig, da sich die Blase bei ihren unkontrollierten, reflexartigen Entleerungen niemals vollständig entleert – die Gefahr eines Harnrückstaus in die Niere droht.

Patienten mit Reflexinkontinenz sind schwer krank. Sie werden auf Grund der Schwere des Krankheitsbildes in Spezialzentren betreut.

URSACHEN UND FORMEN DER HARNINKONTINENZ (I)

Stressinkontinenz (Belastungsinkontinenz)

Definition:

Unwillkürlicher Harnabgang ohne Harndrang durch unzureichenden Blasenverschlussmechanismus.

Ursachen:

- Gebärmuttersenkung nach mehreren Geburten,
- unzureichender Verschluss der Harnröhre (zum Beispiel nach Geburt oder Operation, auch der Prostata),
- Bindegewebsschwäche,
- Östrogenmangel (Postmenopause),
- Übergewicht.

Einteilung nach Schweregrad:

Schweregrad I: Harnabgang beim Niesen, Lachen, Husten oder schwerer körperlicher Arbeit.

Schweregrad II: Harnabgang beim Gehen, Treppensteigen, Heben, Tragen oder bei leichter körperlicher Arbeit.

Schweregrad III: Harnabgang in Ruhestellung, jedoch nicht im Liegen.

Dranginkontinenz

Definition:

Unwillkürlicher Harnabgang durch aktive Blasenkontraktion mit Harndrang bei inaktivem Blasenverschlussmechanismus; die Reizblase ist gewissermaßen als Vorstufe der Dranginkontinenz zu sehen, die Übergänge zwischen beiden Formen der Inkontinenz sind fließend und können nicht eindeutig voneinander abgegrenzt werden.

URSACHEN UND FORMEN DER HARNINKONTINENZ (II)

(Dranginkontinenz)

Formen:

1. Motorische Dranginkontinenz: Überaktivität der Muskulatur, die für die Blasenentleerung zuständig ist, bei fehlender Hemmung durch das Blasenzentrum im Gehirn, zum Beispiel bei:
   - Schlaganfall,
   - Multipler Sklerose,
   - Morbus Parkinson,
   - Diabetes mellitus,
   - Alkoholmissbrauch.

2. Sensorische Dranginkontinenz: Reizung der Blasenschleimhaut bewirkt nicht unterdrückbare Kontraktionen der Blasenentleerungsmuskulatur, zum Beispiel bei:
   - akuter Blasenentzündung,
   - Steinleiden,
   - Gebärmuttersenkung.

Überlaufinkontinenz

Definition:

Starke Blasenfüllung führt zum ständigen tropfenweisen Harnabgang bei Unterfunktion der Blasenentleerungsmuskulatur, zum Beispiel bei:

- Diabetes mellitus,
- gutartiger Vergrößerung der Vorsteherdrüse (Prostataadenom),
- Alkoholmissbrauch,
- unregelmäßiger Blasenentleerung,
- psychogener Restharnbildung.

Reflexinkontinenz

Definition:

Unwillkürlicher Harnverlust ohne Harndrang bei unkontrollierbaren Muskelkontraktionen der Blasenentleerungsmuskulatur durch Reflexe, die infolge einer kompletten Rückenmarksdurchtrennung in einem bestimmten Segment der Wirbelsäule entstanden sind.

(*Quelle:* Zellner M.: Aktueller Stand der urogynäkologischen Diagnostik. Beilage in »Der Gynäkologe«, Band 26, Heft 6 [1993])

Diagnostik der Harninkontinenz

Die Diagnose ist das Resultat eines ausführlichen Gesprächs mit Ihrem behandelnden Arzt und einer gründlichen Untersuchung.

Eine Erkrankung kann nur dann zielgerichtet behandelt werden, wenn zuvor eine exakte Beschreibung und Einstufung der Beschwerden – die Diagnose – gestellt worden ist. Je genauer die Diagnose, desto gezielter kann die Behandlung ansetzen. Eine ungezielte Behandlung lässt unnötig viel Zeit verstreichen. Wichtige Zeit, wenn es um die schnelle Behandlung einer Erkrankung, die schnelle Ausschaltung von Schmerzen oder unangenehmen und belastenden Zuständen wie Blasenschwäche geht.

Deshalb eine Bitte an Sie: Versuchen Sie, Ihre Beschwerden so genau wie möglich zu schildern. Lassen Sie nichts aus, auch wenn es Ihnen peinlich erscheint. Ihr Arzt wird jeden Tag mit dem Problem der Blasenschwäche konfrontiert. Er versteht Ihr Problem nur zu gut und ist dankbar für jede Hilfestellung, die Sie ihm geben.

Das ärztliche Gespräch

Besonders bei Harninkontinenz kommt dem ausführlichen Gespräch mit dem Arzt ein hoher Stellenwert zu. Anhand der geschilderten Beschwerden kann Ihr Arzt sehr schnell erkennen, welche Form der Harninkontinenz bei Ihnen vorliegt und welche Art der Behandlung für Sie richtig sein könnte.

Fassen Sie Vertrauen zu Ihrem Arzt. Signalisieren Sie, dass Sie an Ihrer Gesundung aktiv mitwirken wollen. Zusammen sollten Sie zum gewünschten Erfolg kommen.

Allgemeine und gezielte Anamnese

Als Anamnese bezeichnet man das Gespräch mit dem Arzt, in dem er Sie nach Ihren speziellen Inkontinenzbeschwerden, Allgemeinerkrankungen, Medikamenten, Operationen, Geburten usw. befragt. Die allgemeine Anamnese bezieht sich dabei auf Ihren körperlichen und seelischen Gesamtzustand, während in der gezielten Anamnese speziell auf Ihre Probleme im Bereich des unteren Harntrakts eingegangen wird.

Sie unterstützen die Diagnosefindung sehr, wenn Sie das Miktionstagebuch (siehe Seite 62) und den Inkontinenztest (siehe Seite 121) ausfüllen und zum Gespräch mitbringen.

Anhand der auf Seite 60 aufgelisteten Fragen zur Harninkontinenz erhalten Sie einen Eindruck, welche Angaben Ihr Arzt von Ihnen benötigt. Bitte seien Sie auch in der Frage zur Sexualität ganz offen. Es kann Ihnen nur helfen!

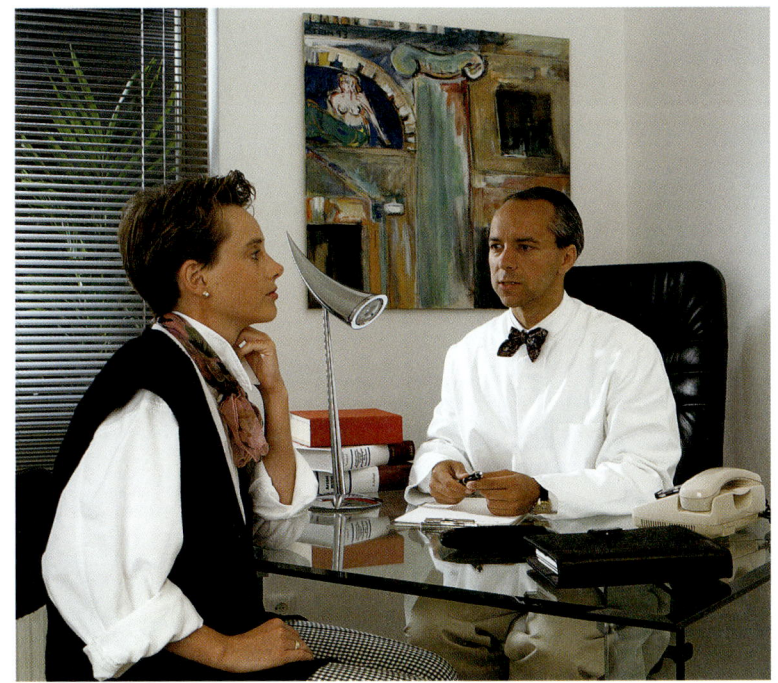

Das Gespräch mit Ihrem Arzt ist für eine auf Dauer erfolgreiche Behandlung der Inkontinenz unerlässlich. Es ersetzt allerdings Ihr aktives Training nicht.

ALLGEMEINE ANAMNESE BEI HARNINKONTINENZ

* Welche Vorerkrankungen haben Sie
  - allgemein (zum Beispiel Diabetes mellitus, Herz-Kreislauf-Erkrankungen, Unterleibserkrankungen, Erkrankungen des Nervensystems)?
  - urologisch (zum Beispiel häufige Blasenentzündungen)?
  - durch Unfall bedingt (zum Beispiel Beckenbruch)?
* Sind Sie schon einmal am Unterleib operiert worden? Wann? Was wurde operiert?
* Hatten Sie Geburten? Wie viele? Wann?
* Sind Sie in der Menopause?
* Sind Sie körperlich und geistig fit?
* Trinken Sie regelmäßig Alkohol?

GEZIELTE ANAMNESE BEI HARNINKONTINENZ

* Leiden Sie unter unfreiwilligem Harnabgang? Wenn ja, seit wann?
* Bei welchen Gelegenheiten verlieren Sie Urin? Bei zwanghaftem Harndrang? Ohne Harndrang?
* Ist Ihr Harnstrahl abgeschwächt?
* Leiden Sie unter häufigem Wasserlassen (mehr als siebenmal pro Tag)?
* Sind Sie empfindlich gegen Kälte und Nässe?
* Haben Sie Schmerzen beim Wasserlassen?
* Leiden Sie häufig unter Blasenentzündungen?
* Haben Sie Blut im Urin?
* Welche Medikamente nehmen Sie ein?
* Wie sind Ihre Stuhlgewohnheiten?
* Wie sehr ist Ihre Lebensqualität beeinträchtigt?
* Haben Sie selbst schon etwas gegen den Harnverlust unternommen?
* Verwenden Sie Inkontinenzhilfsmittel (zum Beispiel Vorlagen). Wenn ja, wie viele am Tag, bei Nacht?
* Wie sieht Ihre soziale Situation aus?
* Würden Sie Ihr Sexualleben als normal bezeichnen?
* Haben Sie mit Ihrem Partner über Ihre Harninkontinenz gesprochen?

Miktionstagebuch

Das Miktionstagebuch ist für die erfolgreiche Behandlung der Harninkontinenz grundlegende Voraussetzung. Es gibt Hinweise auf die richtige Diagnose, dokumentiert über Wochen den Verlauf der Inkontinenz und letztendlich auch des kontinuierlich ansteigenden Behandlungserfolges. Sie können für jeden Tag und jede Stunde dokumentieren

Das Miktionstagebuch verzeichnet Ihre Gewohnheiten bei der Blasenentleerung – aber auch den Behandlungserfolg, den Sie im Zusammenwirken mit Ihrem Arzt erzielen.

✳ wie viel Flüssigkeit Sie zu sich nehmen (Trinkvolumen in Milliliter),

✳ wie groß die Urinmenge beim Wasserlassen jeweils ist (Urinvolumen in Milliliter),

✳ ob Sie Harndrang haben,

✳ ob Sie Urin verlieren (1 = wenige Tropfen, 2 = feuchte Unterwäsche, 3 = Kleidungswechsel erforderlich)

✳ ob Sie Schmerzen beim Wasserlassen haben, und

✳ wie viele Vorlagen Sie am Tag und in der Nacht gebrauchen.

Wenn Sie Vorlagen tragen, können Sie ganz einfach messen, wie viel Urin Sie täglich verlieren. Legen Sie die frische Vorlage auf eine mit Klarsichtfolie hygienisch abgedeckte Waage und ziehen Sie das »Leergewicht« der Vorlage nachher von dem der vollgesogenen Vorlage ab.

Auf Seite 62 finden Sie eine Vorlage für Ihr Miktionstagebuch. Sie können sich diese Seite kopieren und für jeden Tag ein neues Blatt anlegen. Ihr Arzt, Apotheker oder Sanitätsfachhändler hält zusätzlich fertig vorbereitete Miktionstagebücher bereit (zum Beispiel von Pharmacia & Upjohn).

Es wäre gut, wenn Sie Ihre Gewohnheiten und Probleme der Harnentleerung in den ersten beiden Wochen für jeden Tag dokumentieren würden. Auch besondere Ereignisse wie Familienfeiern oder besonders heiße Tage, an denen Sie mehr trinken als gewöhnlich, sollten Sie vermerken. In den Wochen drei und vier genügt es, wenn Sie pro Woche zwei bis drei Eintragungen vornehmen.

MIKTIONSTAGEBUCH

Name: Vorname: Alter:

Medikamente: Anzahl der eingenommenen Tabletten:

Datum:

Uhrzeit	Trink- volumen (ml)	Urin- volumen (ml)	Harndrang (ja/nein)	Schmerzen (ja/nein)	Inkontinenz (s. unten)	Vorlagen- wechsel
01.00						
02.00						
03.00						
04.00						
05.00						
06.00						
07.00						
08.00						
09.00						
10.00						
11.00						
12.00						
13.00						
14.00						
15.00						
16.00						
17.00						
18.00						
19.00						
20.00						
21.00						
22.00						
23.00						
24.00						

Inkontinenz: 1 = wenige Tropfen, 2 = gering (feuchte Unterwäsche), 3 = erheblich (Kleidungswechsel erforderlich)

Ärztliche Untersuchung

Nach Beendigung des ärztlichen Gesprächs wird Ihr Arzt zunächst eine orientierende allgemeine Ganzkörperuntersuchung vornehmen, bei der er Hinweise auf Ihren körperlichen und seelischen Allgemeinzustand erhält.

Gynäkologische Untersuchung

Es schließt sich die spezielle, gezielt auf den Harntrakt und die Unterleibsorgane gerichtete gynäkologische Untersuchung an, bei der auch ein Abstrich der Scheidenschleimhaut gemacht wird. Er dient der hormonellen Diagnostik, der Suche nach Infektionen und Krebszellen. Die Krebszelluntersuchung wird routinemäßig im Rahmen der Vorsorgeuntersuchungen durchgeführt, die bei Frauen ab dem 35. Lebensjahr jährlich erfolgen sollte, bei Männern ab dem 45. Lebensjahr.

Kommt es bei Betätigung der Bauchpresse (zum Beispiel Husten) zu unwillkürlichem Urinabgang, ist dies ein Hinweis auf eine Stressinkontinenz. Beim Blasenelevationstest, bei dem der Blasenhals durch die Vagina mit zwei gespreizten Fingern angehoben wird, muss der Urinabgang beim Husten oder Pressen zum Stillstand gebracht werden. Tut er das, wird die Diagnose einer Stressinkontinenz immer wahrscheinlicher.

Bei Männern gehört das Abtasten der Prostata im Enddarm zur orientierenden urologischen Erstuntersuchung bei Blasenproblemen.

Die vielen Untersuchungen, die eventuell nötig sind, um die Ursachen Ihrer Inkontinenz zu finden, sollten Sie nicht erschrecken: Sie dienen allein der Suche nach den Beschwerdeauslösern.

Urinanalyse

Die Urinanalyse gibt unter anderem Hinweise auf Eiweiß (Entzündung der Nieren), Blut, Ketone und Glukose als Zeichen einer Zuckerkrankheit (Diabetes mellitus) sowie Bakterien als Ursache einer Blasenentzündung, die mit ständigem Harndrang verbunden sein können. Ihr Arzt benötigt hierzu den so genannten Mittelstrahlurin, den Sie gewinnen, indem Sie den ersten kräftigen Urinstrahl in die Toilette entleeren und den zweiten in das hierfür vorgesehene Gefäß, das Sie von Ihrem Arzt erhalten. Entleeren Sie die Blase anschließend vollständig in die Toilette.

Ultraschalluntersuchung

Mittels Ultraschall – eine harmlose und vollkommen schmerzlose Untersuchung – kann der Arzt feststellen, ob Sie Ihre Blase »restharnfrei« entleeren konnten.

Beim Ultraschall werden Hochfrequenzschallwellen, die vom menschlichen Ohr nicht mehr wahrgenommen werden, jedoch unschädlich sind, mithilfe eines Schallkopfs zu dem zu untersuchenden Körperteil, in diesem Fall der Blase, geschickt. Der Schallkopf wird dabei direkt oberhalb des Schambeins auf den mit einem Kontaktgel eingestrichenen Unterbauch gehalten. Das Gel verbessert die Leitfähigkeit der Ultraschallwellen. Schallwellen werden von einzelnen Gewebearten (Fett, Flüssigkeit, Knochen etc.) unterschiedlich zurückgestrahlt. Der an das Ultraschallgerät angeschlossene Computer kann hieraus ein genaues Bild der untersuchten Region, etwa einer vollen Blase, erstellen und ein entsprechendes Bild der Blase ausdrucken. Die volle Blase erscheint auf dem Bild als großer schwarzer Fleck. Normalerweise dürfte die Blase direkt nach dem Wasserlassen auf dem Ultraschallbild nicht zu erkennen sein. Ist dennoch Urin, also ein schwarzer Fleck (Abb. links) zu erkennen, deutet dies auf die inkomplette Leerung der Blase, den Restharn, hin.

Fast vollständig gefüllte Blase, die sich auf dem Ultraschallbild schwarz hervorhebt.

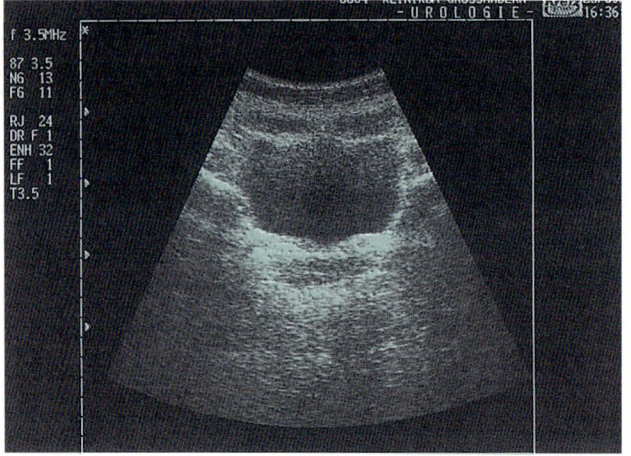

64

Beim Mann kann die Größe der Prostata durch den transrektalen Ultraschall genau vermessen werden. Die Ultraschallsonde wird dabei im Mastdarm, dem Rektum, platziert.

Harnblasenspiegelung

Befindet sich bei der Harnanalyse – außerhalb der Periodenblutung – Blut im Urin, schließt sich eine Harnblasenspiegelung (Zystoskopie) an, bei der Blaseninnenraum und Harnröhre beurteilt werden. Entzündungen, Blasensteine, Blutungen, Tumoren, Harnröhrenverengungen können so erkannt und behandelt werden. Die Weite der Harnröhre kann während der Untersuchung gemessen werden.

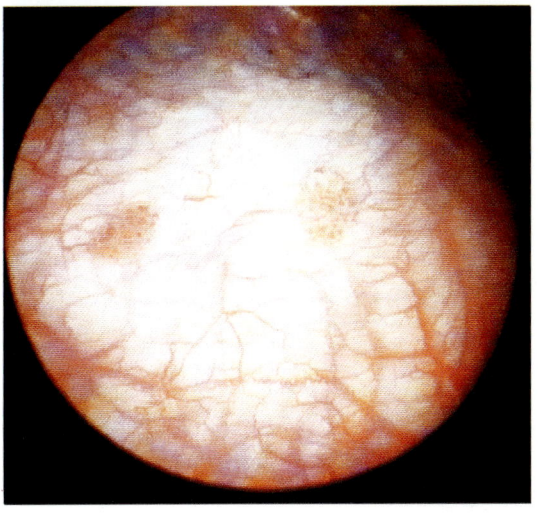

Eine Harnblasenspiegelung ist bei der Frau auf Grund der kürzeren Harnröhre sehr viel leichter und schneller durchzuführen als beim Mann. Unter Gabe eines Gleitgels, das gleichzeitig betäubend auf die Schleimhaut der Harnröhre wirkt, wird ein dünnes starres Metallrohr durch die Harnröhre in die Blase geführt. Die Harnblase kann nun durch ein optisches System ausgespiegelt und in allen Ecken betrachtet und untersucht werden.

Akute Entzündungen der Blase zeigen eine deutlich verstärkte Gefäßzeichnung in der Blase (siehe Abb. oben). Tumoren heben sich häufig unregelmäßig vom Untergrund ab. Befindet sich ein Tumor jedoch noch in einem absoluten Entwicklungsfrühstadium, ist er mit bloßem Auge nicht zu erkennen. Hierfür wurde vor etwa zwei Jahren ein Verfahren entwickelt, bei dem ein Farbstoff in die Blase gegeben wird, der die bisher nicht sichtbaren Tumorzellen anfärbt und so für Diagnostik und frühzeitige Behandlung zugänglich macht.

Zystoskopie der Blase. Deutlich zu erkennen sind zwei einzelne kleine Blasentumoren, die zu einer Dranginkontinenz geführt haben.

Harnstrahlmessung

Für die Harnstrahlmessung (Uroflowmetrie), zum Beispiel um das Ausmaß der Harnröhreneinengung beim Prostataadenom zu erkennen, muss die Blase gefüllt sein. Der Harnstrahl kann dann beim Wasserlassen genau vermessen werden: Normalerweise ist er kräftig und entleert sich spontan im Schwall, während er sich beim Prostataadenom nur zögernd und schwach entleert und nachtröpfelt. Bei der Harnstrahlmessung wird die Menge des gelassenen Urins pro Zeiteinheit (Abb. 10) gemessen. Flussraten unter 10 ml/sec sind ein Indiz für einen am Blasenausgang liegenden Verschluss der Harnröhre.

Mithilfe der Harnstrahlmessung kann eine regelmäßige Kontrolle des Behandlungserfolges erfolgen. Je erfolgreicher die Behandlung des Prostataadenoms, desto besser und kräftiger fällt auch der Uroflow (Harnstrahl) aus.

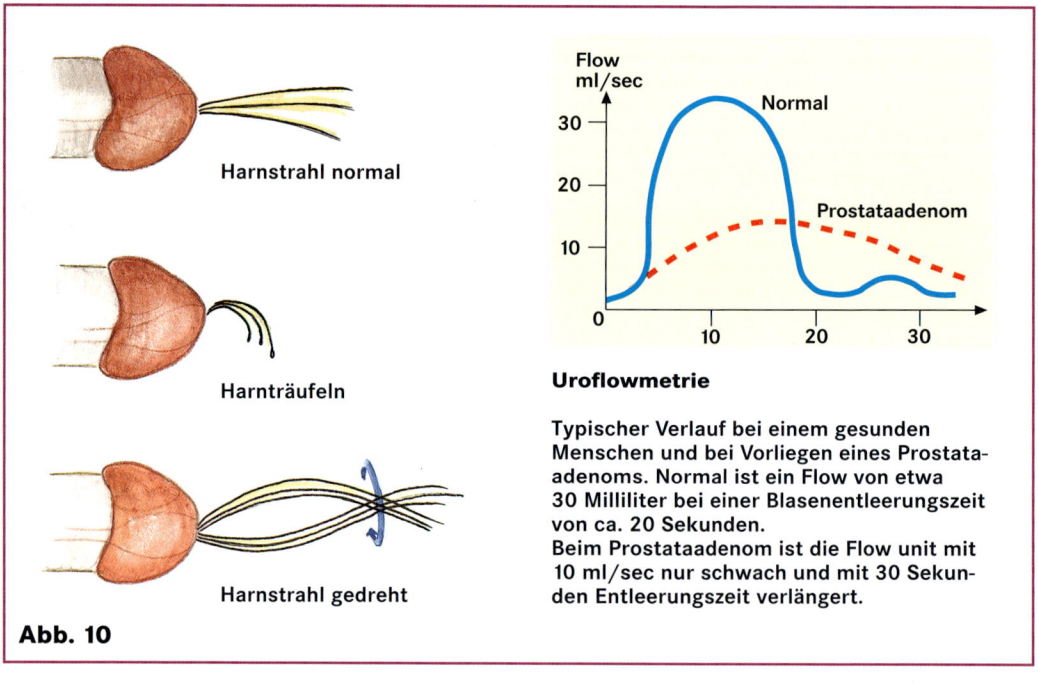

Harnstrahl normal

Harnträufeln

Harnstrahl gedreht

Uroflowmetrie

Typischer Verlauf bei einem gesunden Menschen und bei Vorliegen eines Prostataadenoms. Normal ist ein Flow von etwa 30 Milliliter bei einer Blasenentleerungszeit von ca. 20 Sekunden.
Beim Prostataadenom ist die Flow unit mit 10 ml/sec nur schwach und mit 30 Sekunden Entleerungszeit verlängert.

Abb. 10

Weiterführende Untersuchung beim Facharzt für Urologie

Erst wenn Untersuchung, Miktionstagebuch und das anfänglich geführte Gespräch keine eindeutige Diagnose ergeben, wird eine weiterführende Diagnostik beim Facharzt für Urologie notwendig. Sie soll Aufschluss über die Funktionsfähigkeit der Organe und die Speicher- und Austreibungsfunktion der Blase bringen.

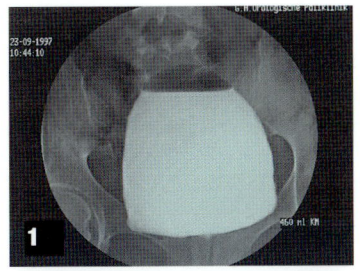

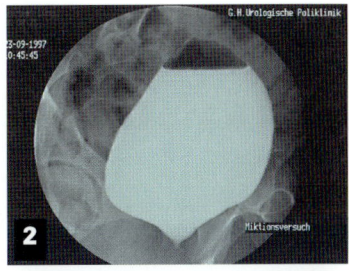

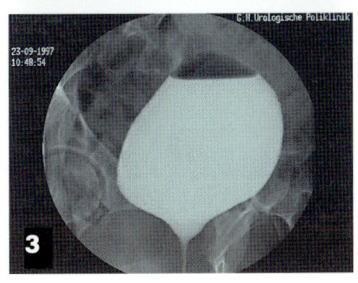

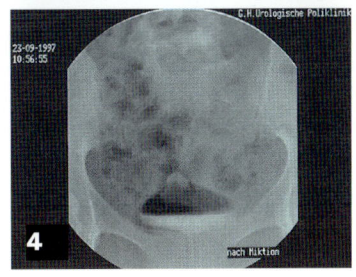

Basis der Untersuchungen beim Urologen bilden spezielle Röntgenuntersuchungen der Harnwege wie die

✳ **Urethrozystographie.** Sie zeigt die veränderte Lage von Harnröhre und Blase bei der Beckenbodensenkung an und die

✳ **Miktionszystourethrographie.** Durch sie kann neben der Lage auch die Funktion von Harnblase, Harnröhre und Beckenboden beurteilt werden (siehe Abb. oben).

Eine ganz entscheidende Bedeutung bei der Abklärung von Entleerungsstörungen des unteren Harntrakts hat die Urodynamik. Je mehr Messwerte in der Füllphase und in der Entleerungsphase der Blase bestimmt werden können, desto genauer sind die Aussagemöglichkeiten über Störungen im Verhalten des Blasenmuskels, der Harnröhre und der Nervenversorgung; ihr kommt die wichtigste Rolle zu, wenn sich die Diagnose schwierig gestaltet. Wie der Name schon sagt, zeigt diese Untersuchung dynamische Funktionszustände von

**22-jährige Patientin mit Inkontinenz, vor allem in der Nacht:
Bild 1: Die Blase ist mit Kontrastmittel gefüllt. Man erkennt die hell gefüllte Blase unter Röntgendurchleuchtung.
Bild 2: Die Patientin beginnt mit der Blasenentleerung.
Bild 3: Die Blase wird durch die Harnröhre entleert.
Bild 4: Die Blase ist leer.**

Blase und Harnröhre unter unterschiedlichen Bedingungen auf. Zur urodynamischen Untersuchung gehören folgende Verfahren:

✳ **Zystotonometrie:** Der Blasendruck wird bei zunehmender Blasenfüllung gemessen. Hierbei wird seine Abhängigkeit vom Füllungsvolumen bestimmt. Neben der Messung der maximalen Blasenkapazität, der effektiven Blasenkapazität (maximale Kapazität minus Restharn) und dem ersten Harndrang lassen sich durch die Zystometrie ungehemmte Blasenkontraktionen nachweisen.

Urethrozystotonometrie: 31-jährige Patientin mit klassischer Stressinkontinenz. Es kommt zu Urinverlust beim Husten. Kurve 1: Jeder Peak nach oben signalisiert einen Hustenstoß. Hierdurch soll der Urinabgang provoziert werden. Kurve 2: Hier erkennt man, wie sich der Druck in der gesamten Harnröhre aufbaut. Kurve 3: Zeigt deutlich bei jedem Peak nach unten, wie der Urin bei jedem Hustenstoß aus der Harnröhre entweicht.

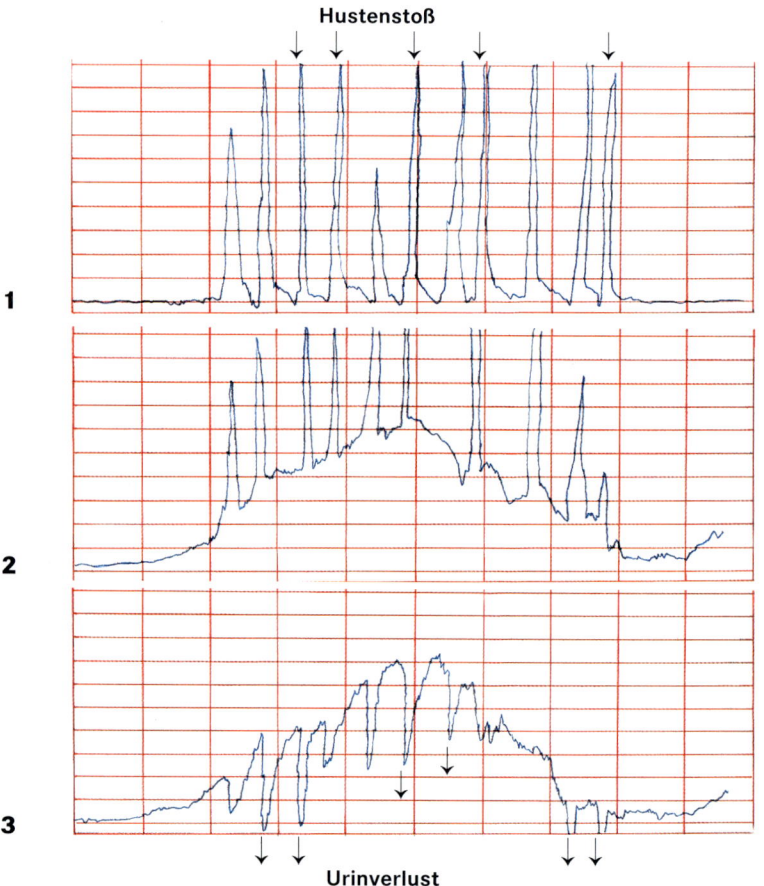

✳ **Urethrozystotonome- trie:** Sie ermöglicht die gleichzeitige Druckmessung in der Harnblase und in verschiedenen Abschnitten der Harnröhre. Dadurch wird der direkte Nachweis

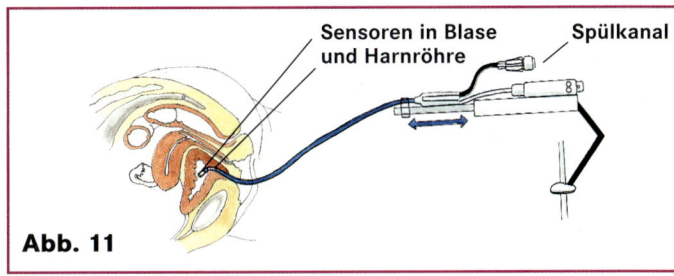

Sensoren in Blase und Harnröhre · Spülkanal

Abb. 11

einer Stressinkontinenz ermöglicht. Gleichzeitig erlaubt die Aufzeichnung des Druckprofils der Harnröhre und der Druckübertragung einen Einblick in die Funktion des Blasenverschlusses.

Die gleichzeitige Druckmessung in der Blase und der Harnröhre ermöglicht Messungen in Ruhe und bei Belastung. Bei normaler Funktion des Verschlussapparates steigt während des Pressens der Druck in der Harnröhre stärker an als in der Harnblase. Der Blasenverschluss ist gewährleistet. Ist das Verschlusssystem insuffizient, entspricht der Harnröhrendruck unter Belastung dem Blasendruck oder der Blasendruck übersteigt sogar den Harnröhrendruck. Dies führt zur Stressinkontinenz (Abb. Seite 68).

Wie wird die Druckmessung durchgeführt?

Die völlig schmerzfreien Druckmessungen in der Blase werden mit einem Spezialkatheter durchgeführt, der sehr viel dünner ist, als der zur Harnableitung verwendete Blasenkatheter. Unter Gabe eines die Harnröhrenschleimhaut betäubenden Gleitgels wird der Katheter in die leere Blase eingeführt. Der Katheter besitzt einen Spülkanal zur Auffüllung der Blase mit Flüssigkeit sowie zwei Messfühler (Sensoren), die an der Katheterspitze und an der Harnröhre den Druck messen können. Über den Spülkanal wird die Blase mit warmem Wasser aufgefüllt, während die Sensoren gleichzeitig den Blasendruck messen.

Urodynamikmesskatheter für die Urethrozystotonometrie.

Behandlung der Harninkontinenz

Kaum eine Erkrankung ist so komplex wie die Harninkontinenz. Altersbedingte Faktoren wie nachlassende Bindegewebsspannung und Beckenbodenschwäche, Stress und Überlastung, Hormonmangel, chronische Verstopfung, Blasenentzündungen, vergrößerte Prostata, Diabetes mellitus, Durchblutungsstörungen sowie Erkrankungen des Nervensystems können Auslöser einer Harninkontinenz sein. Ihr Arzt kann und wird Sie mit seinem ärztlichen Wissen und Können, Medikamenten oder einem operativen Eingriff behandeln und damit an Ihrer Gesundung mitwirken. Doch auch Sie können viel für eine Linderung Ihrer Beschwerden selbst tun.

Das Vier-Wochen-Trainingsprogramm

Was aber können Sie nun tatsächlich für Ihre Gesundung tun? Um die Antwort gleich vorweg zu nehmen: viel! Allerdings ist Ihre ständige Mitarbeit gefragt, denn nur so erreichen Sie, was Sie wollen: eine funktionierende Blase!

Erfreulicherweise können Sie Ihre Harninkontinenz durch leicht zu lernende therapeutische Verfahren wie das Toilettentraining und die Beckenbodengymnastik in nur vier Wochen merklich bessern! Insbesondere bei Vorliegen einer Beckenbodenschwäche und einer Reizblase ist das Training der Beckenbodenmuskulatur die »Methode der Wahl«.

Versuchen Sie, alle vorgestellten Behandlungsschritte wirklich konsequent über mindestens vier Wochen durchzuführen.

STUFENPLAN FÜR DAS VIER-WOCHEN-TRAININGSPROGRAMM

1. An erster Stelle steht die Selbstkontrolle und das Wiedererlernen der normalen Miktion durch das Toilettentraining.

2. Sie unterstützen Ihre Selbstkontrolle durch das Führen eines Miktionstagebuches.

3. Es folgt die Physiotherapie mit speziell für die Inkontinenz entwickelten Beckenbodenübungen für Frauen und Männer.

4. Eine begleitende medikamentöse Behandlung kann den Erfolg von Toiletten- und Beckenbodentraining nachhaltig verstärken.

5. Inkontinenzhilfen wie spezielle Inkontinenzvorlagen tragen dazu bei, sich während der Zeit der Inkontinenz hygienisch sicher zu fühlen.

6. Eine gesunde und ausgewogene, ballaststoffreiche Ernährung mit Obst und Gemüse, Vollkorn- und Milchprodukten, Fisch (zweimal pro Woche) und Fleisch (zwei -bis dreimal pro Woche) sowie ausreichend Flüssigkeit sorgt für eine regelmäßige und gute Verdauung. Sie wissen ja, auch chronische Verstopfung kann zur Blasenschwäche führen!

7. Gehen Sie zwei- bis dreimal in der Woche ins Schwimmbad, und machen Sie dort für jeweils 30 Minuten Übungen unter Wasser (siehe Seite 72ff.). Auch die Sauna schadet nicht (einmal wöchentlich)!

8. Wenn Sie sich sportlich betätigen wollen oder dies bereits tun: Schwimmen, Wandern, Radfahren und Skilanglauf sind für Sie ideal. Sportarten, bei denen Sie die Bauchpresse betätigen wie zum Beispiel bei Tennis oder Squash, sollten Sie lieber nicht ausüben.

9. Nehmen Sie sich sehr viel Zeit für die Lektüre dieses Buches. Wiederholen Sie einzelne Kapitel und gehen Sie die Tipps und Übungen auf den folgenden Seiten gedanklich in Ruhe durch. Bereiten Sie Ihre Umgebung und Ihre Familie auf das Training vor. Kaufen Sie sich eine CD oder Kassette mit entspannender meditativer Musik.

10. Haben Sie schon einmal daran gedacht, eine Selbsthilfegruppe zu besuchen oder zu gründen? In vielen Städten gibt es bereits Inkontinenzselbsthilfegruppen. Schauen Sie doch einmal in dem auf Seite 124 stehenden Verzeichnis der Gesellschaft für Inkontinenzhilfe nach, ob Ihre Stadt bereits dabei ist.

Wassergymnastik zur Verbesserung des Wohlbefindens

Bedingt durch den Auftrieb haben Sie im Wasser nur zehn Prozent Ihres Körpergewichts zu bewegen. Damit fallen turnerische Übungen unter Wasser viel leichter als auf dem Trockenen. Hinzu kommt, dass die Übungen gegen den Widerstand des Wassers ausgeübt werden und so sehr viel effektiver für das Muskeltraining sind. Wenn Sie ein Thermalbad in Ihrer Nähe haben, sollten Sie dies auf jeden Fall nützen. Ausnahme: Ihr Arzt hat Ihnen vom Besuch eines Thermalbades abgeraten, weil Sie unter hohem Blutdruck, einer Herz-Kreislauf-Erkrankung oder einem Venenleiden mit Krampfadern oder Venenentzündung leiden. Deswegen müssen Sie nicht ganz aufs Schwimmen verzichten: Sie sollten in diesem Fall aber in ein normal temperiertes Schwimmbad gehen.

Tipps für das richtige Training

Die folgenden Übungen dienen der Verbesserung des allgemeinen körperlichen Wohlbefindens und der Auflockerung der gesamten Muskulatur. Die gymnastischen Übungen unterstützen Ihr Beckenbodentraining, wirken wohltuend für den Rücken und die Wirbelsäule. Das warme Wasser im Thermalbad entkrampft und fördert die Durchblutung des Gewebes.

Alle Übungen sind im stehtiefen Wasser auszuführen. Bei Übung 2 und Übung 4 können Sie sich der besseren Balance wegen auch am Beckenrand festhalten.

Sie können die Übungen so oft wiederholen, wie Sie Kraft und Lust haben. Aber Vorsicht vor übertriebenem Ehrgeiz: Das warme Wasser in Thermalbädern strengt an und macht müde!

Viele Thermalbäder besitzen Düsen, aus denen das Wasser mit hohem Druck herausschießt. Stellen Sie sich vor die Düsen und lassen Sie verschiedene Stellen Ihres Körpers durch den Wasserstrahl massieren.

Extra-Tipp

✳ *Gehen Sie vor der Wassergymnastik auf die Toilette.*

✳ *Haben Sie Angst, im Wasser Urin zu verlieren, beginnen Sie mit der Wassergymnastik wie auch mit dem Schwimmen erst, wenn sich Ihre Blasenschwäche gebessert hat.*

✳ *Auch ohne Blasenschwäche setzt nach etwa 30 Minuten im Wasser Harndrang ein. Dies ist völlig normal und muss Sie nicht beunruhigen.*

✳ Übung 1

Stellen Sie sich bis in Brusthöhe ins Wasser. Schwingen Sie nun zunächst Ihr rechtes Bein gerade nach vorne und nach hinten, so weit wie Sie es schaffen, dann Ihr linkes Bein. Wiederholen Sie diese Übung zehnmal pro Bein. Schwimmen Sie anschließend zur Entspannung.

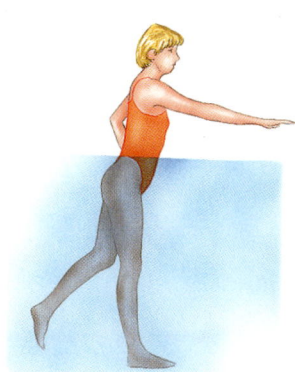

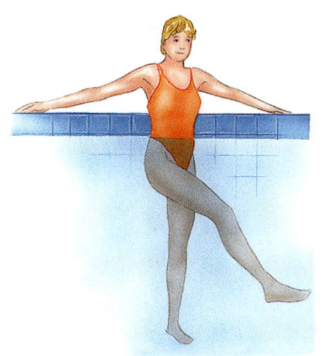

✳ Übung 2

Halten Sie sich am Beckenrand fest und schwingen Sie nun die Beine vor dem Körper seitwärts, ebenfalls so weit Sie können. Wiederholen Sie die Übung für das rechte und linke Bein jeweils zehnmal.

✳ Übung 3

Stemmen Sie beide Arme in die Taille und beschreiben Sie mit Ihrem Becken zehnmal einen Kreis. Zuerst rechts herum, dann links herum. Schwimmen Sie anschließend wieder zur Entspannung.

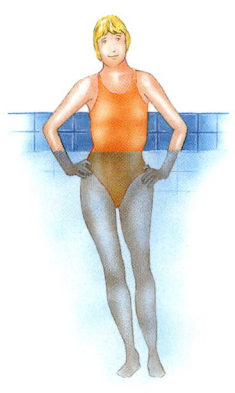

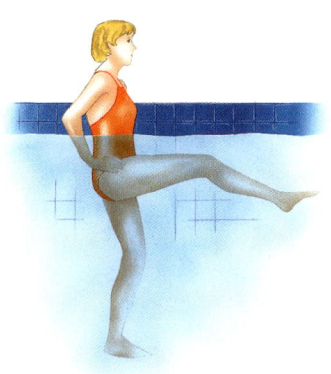

✳ Übung 4

Halten Sie sich mit einer Hand am Beckenrand fest und winkeln Sie die Beine seitwärts ab, so weit Sie können. Erst das rechte Bein, dann das linke, jeweils zehnmal. Das ist ziemlich anstrengend!

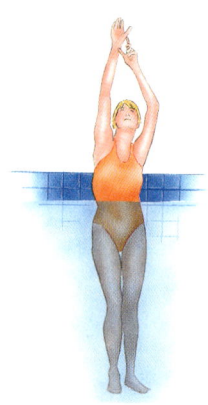

✳ **Übung 5**

Strecken Sie im stehtiefen Wasser beide Arme so weit Sie können zur Decke, als ob Sie eine Glühbirne von der Decke holen wollen. Gehen Sie so eine Beckenlänge durch das Becken und zurück. Ruhen Sie anschließend für ein paar Minuten aus.

Weiterhin ausreichende Flüssigkeitszufuhr

Viele Menschen mit Blasenschwäche verändern beim Auftreten von Inkontinenz ihr Trinkverhalten; das heißt, sie nehmen nur noch wenig Flüssigkeit zu sich, in der Annahme, dass dies zum Stillstand des Urintröpfelns führt. Damit begeben sie sich jedoch unweigerlich in einen Teufelskreislauf, denn die geringere Flüssigkeitsmenge bedingt eine höhere Konzentration des Urins; dadurch wird der Harndrang nur noch verstärkt und zudem nimmt die Infektneigung zu.

Für den gesunden Erhalt des Körpers sollte man ca. zwei Liter Flüssigkeit pro Tag zu sich nehmen. Diese Flüssigkeitsmenge kann natürlich so verteilt werden, dass zur Nacht nur noch wenig getrunken wird, um durch den Toilettengang in der Nacht nicht unnötig in der Nachtruhe gestört zu werden. Aber selbst wenn Sie ein- oder zweimal aufstehen müssen, brauchen Sie sich keine Sorgen zu machen; dies ist mit zunehmendem Alter völlig normal.

Auch vor längeren Unternehmungen, bei denen Sie außer Haus sind wie Einkaufsbummel, Spaziergang, Kino- oder Theaterbesuch können Sie weniger trinken, sollten aber die fehlende Flüssigkeitsmenge später unbedingt nachholen.

Das Toilettentraining

Durch gezieltes Training ist es möglich, Einfluss auf die Entleerungsfunktionen der Blase zu nehmen; und zwar völlig unabhängig vom Alter des Betroffenen oder der Art der Inkontinenz.

Wiedererlernen der normalen Miktion

Ziel des Toilettentrainings – man spricht auch vom »Blasendrill« – ist das Wiederbewusstmachen des normalen Miktionsablaufs, um hierdurch eine Wiedereingliederung in den normalen Prozess von Harnspeicherung und Harnentleerung, ca. drei- bis viermal pro Tag, zu erreichen; ein enorm wichtiger und elementarer Vorgang in der Bewältigung der Blasenschwäche, wenn man bedenkt, dass das Gehirn im Kleinkindalter Jahre gebraucht hat, um zu lernen, wann es Zeit ist, zur Toilette zu gehen. Die Miktion ist folglich ein Lernprozess, ähnlich dem Erlernen einer Sprache. Hören Sie auf, die Sprache zu sprechen, werden Sie sie mittelfristig immer mehr vergessen. Genauso ist es mit der Blase: Wird der Blase das Gefühl einer normalen Miktion nicht mehr vermittelt, erfolgt sozusagen eine Rückentwicklung, eine Verkümmerung dessen, was die Blase einmal gelernt hat.

Zum Toilettentraining gehört das Führen des Miktionstagebuches unbedingt dazu. In das Miktionstagebuch von Seite 62 werden Trinkmenge, unfreiwilliger Harnabgang und Toilettenbesuche eingetragen. Allein das bewusste Protokollieren des krankhaft veränderten Miktionsmusters beeinflusst die Blasenentleerung in vielen Fällen positiv.

Das konsequente Führen des Miktionstagebuchs gehört zum bewussten Wiedererlernen des Toilettentrainings. Es ist etwas anderes als das Führen eines Tagebuchs Jugendlicher.

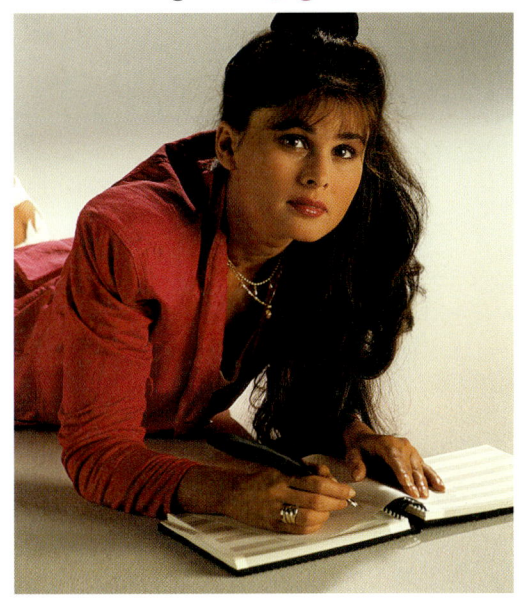

75

TOILETTENTRAINING IN DER PRAXIS

Teilen Sie Ihren Tagesablauf bis zu der Stunde, zu der Sie normalerweise ins Bett gehen, in gleiche Abstände ein. Beispiel:

✳ Sie stehen um 8.00 Uhr auf, gehen zur Toilette, frühstücken und trinken zwei Tassen Tee oder Kaffee.

✳ Um 9.00 Uhr gehen Sie dann wieder zur Toilette, anschließend um 11.00 Uhr, 13.00 Uhr, 16.00 Uhr, 19.00 Uhr und 22.00 Uhr. Sie können die Abstände in der ersten Woche auch kürzer wählen, sollten sie aber gleich halten. Ab der zweiten Woche sollten Sie probieren, die Abstände zu verlängern.

✳ Die Flüssigkeitsmenge, die Sie pro Tag zu sich nehmen, sollte ca. zwei Liter betragen.

✳ Verteilen Sie die Flüssigkeit so über den Tag, dass Sie nach 19.00 Uhr nur noch ein Glas Wasser oder ähnliches trinken.

✳ Bitte beachten Sie, dass Bier, Tee und Mineralwasser harntreibend wirken, daher sollten Sie solche Getränke nicht unmittelbar vor dem Zubettgehen trinken .

✳ In der Nacht dürfen Sie maximal zweimal aufstehen.

✳ Sie sollten versuchen, jeden Tag zur gleichen Zeit zur Toilette zu gehen und Ihre Trink- und Lebensgewohnheiten während der vier Wochen des Trainings möglichst gleich zu gestalten.

Extra-Info

Die Bezeichnung »Toilettentraining« klingt zwar nicht sehr schön, wird aber auch von Medizinern als Fachbegriff genutzt; man spricht auch vom »Miktionstraining«.

Zögern Sie das Wasserlassen so lange wie möglich hinaus

Sie können die Wirkung des Toilettentrainings verstärken, wenn Sie beim Auftreten von Harndrang versuchen, das Wasserlassen unter äußerster Konzentration und Anspannung für zunächst fünf bis zehn Minuten zu unterdrücken und erst dann die Toilette aufsuchen. Die Abstände zwischen den ersten Anzeichen des Harndrangs und der tatsächlichen Blasenentleerung werden zunehmend gesteigert, bis mühelos 15 bis 20 Minuten überbrückt werden können.

Medikamente unterstützen das Training

Oft ist es notwendig, das Training von vornherein durch Medikamente zu unterstützen. Die Blase wird hierdurch in Ihrer Überaktivität gedämpft und entkrampft. Besonders zu Beginn der Behandlung können Sie sich so viel besser auf das bewußte Entleeren der Blase konzentrieren. Die Zahl der einzunehmenden Tabletten kann mit der Zeit immer mehr reduziert werden, bis Sie das Toilettentraining schließlich ohne medikamentöse Unterstützung schaffen. Wenn Sie meinen, es geht jetzt auch ohne oder mit weniger Tabletten, sollten Sie allerdings nicht auf eigene Faust, sondern nur nach Rücksprache mit Ihrem Arzt eine Reduzierung der Medikamente vornehmen.

Die Erfolgsrate liegt bei über 85 Prozent! Kaum eine andere Erkrankung ist mit so wenigen Mitteln so erfolgreich zu behandeln. Sie sehen also, es lohnt sich.

Allein das Bewusstmachen des krankhaft veränderten Miktionsmusters beeinflusst die Blasenentleerung in vielen Fällen positiv.

DARAUF SOLLTEN SIE ACHTEN

✳ Ziehen Sie sich zu Beginn des Trainings bequeme Kleidung an, die Sie schnell ausziehen können. Keine Mieder, Knopfleisten oder komplizierte Verschlusssysteme, lieber Trainingsanzüge, Röcke oder Hosen mit Gummizug.

✳ Halten Sie den Weg zur Toilette so kurz wie möglich und beseitigen Sie alle Hindernisse, über die Sie stolpern könnten.
✳ Dokumentieren und verfolgen Sie den Erfolg Ihres Trainings im Miktionstagebuch.

Beckenbodentraining – das A und O der Harninkontinenzbehandlung

Stressinkontinenz, Reizblase und Dranginkontinenz profitieren von der vorbeugenden und heilenden Wirkung des Beckenbodentrainings. Außerdem dient das Training zur Nachsorge nach Inkontinenzoperationen.

Die meisten Frauen haben das Gefühl für die Beckenbodenmuskulatur verloren. Daher beginnt unser Trainingsprogramm mit der Sensibilisierung dieser Muskelpartien.

Sensibilität und Motorik der Blase müssen geschult werden

Das Prinzip des Beckenbodentrainings beruht auf der sensomotorischen Schulung des Beckenbodens; also sowohl auf der sensiblen Erspürung als auch auf dem motorischen Einsatz der Beckenbodenmuskulatur. Grundgedanke dieses Trainingskonzeptes war die Beobachtung, dass nur etwa 60 Prozent der Frauen überhaupt dazu in der Lage sind, ihren Beckenboden zu erspüren. 40 Prozent der Frauen haben im Laufe der Jahre regelrecht verlernt, ihre Beckenbodenmuskulatur bewusst und gezielt einzusetzen. So gilt es zunächst, das Gefühl für die Beckenbodenmuskeln wieder zu erlangen, sich selber wieder »zu erspüren« und dann das bewusste Anspannen und Entspannen zu trainieren – zunächst im Liegen, dann im Sitzen und zuletzt unter Alltagsbedingungen. Allgemeine Kräftigungsübungen für Beckenboden, Rumpf- und Bauchmuskulatur runden das Training ab.

EFFEKT DER SENSOMOTORISCHEN SCHULUNG DES BECKENBODENS

✳ Förderung der Durchblutung und somit Energiezugewinn für die geschwächte Beckenbodenmuskulatur

✳ Verbesserung der Lage von Harnblase und bei Frauen auch der Gebärmutter
✳ Kräftigung des Harnblasenschließmuskels

Haben Sie die Anleitungen auf Seite 82 bis 97 ausgeführt, werden Sie bestimmt spüren, dass Sie wieder ein Gefühl für Ihren Körper allgemein und speziell für Ihre Beckenbodenmuskulatur bekommen. Sie werden alltägliche Dinge und Bewegungsabläufe bewusster erleben; sie werden Ihren Beckenboden und Ihre Wirbelsäule stärker entlasten und schonender mit Ihrem Körper umgehen; sie werden bemerken, dass Ihre täglichen Übungen erfolgreich sind und Ihre Blasenschwäche abklingt. Spätestens von diesem Tag an ist Ihr Training kein lästiges »Muss« mehr, sondern eine lustvolle Tätigkeit, an der Sie täglich Ihre Freude haben.

Verlieren Sie nicht die Geduld!

Der Erfolg des Trainings kann sich von Frau zu Frau, von Mann zu Mann ganz unterschiedlich schnell einstellen. Das hängt nicht nur von Ihrer turnerischen Aktivität, sondern auch von der Reaktionsbereitschaft Ihres Körpers ab. Also: Wenn Sie sechs Wochen brauchen und Ihre Freundin nur vier – nicht verzweifeln! Das ist ganz normal.

Extra-Tipp

Sind Sie sich unsicher, über welche Muskeln wir sprechen, hier ein Test. Versuchen Sie beim Wasserlassen den Urinstrahl zu stoppen; konzentrieren Sie sich auf die Muskeln, die Sie dann einsetzen.

DURCHHALTETIPPS FÜR IHR TRAINING

Bitte notieren Sie sich die folgenden Punkte auf einem großen Blatt Papier und hängen Sie es für die nächsten vier Wochen so auf, dass Sie es ständig vor Augen haben:

✳ Ich will nicht mehr unter Blasenschwäche leiden!

✳ Ich will nicht mehr ständig zur Toilette rennen!

✳ Nur meine aktive Mitarbeit bringt mich ans Ziel!

✳ Ich muss die nächsten vier Wochen durchhalten!

✳ Ich muss meine Übungen regelmäßig und mehrmals am Tag ausführen!

✳ Die Übungen machen mir Spaß!

✳ Ich fühle mich gut!

✳ Ich werde Erfolg haben!

79

Sie sind berufstätig?

Kein Problem. Hier eine Übung fürs Büro (und natürlich jede andere Gelegenheit):

Sie setzen sich ganz entspannt, mit bequem auf den Boden gestellten Beinen, vorne auf den Stuhl und atmen regelmäßig ein und aus. Während des Ausatmens richten Sie das Becken auf, Scheide und After werden nach innen und hoch gezogen. Während des Einatmens wird die Spannung gelöst und locker gelassen. Die Übung ist sechs- bis achtmal hintereinander durchzuführen. Als Hilfsmittel werden die Hände auf den Bauch gelegt, um so den Ablauf selbst kontrollieren zu können.

Nach zwei Wochen können Sie diese Übung auch unter Alltagsbedingungen versuchen, zum Beispiel beim Treppensteigen, eiligen Laufen zur Straßenbahn, Heben schwerer Lasten usw. Dies schult Ihre Aufmerksamkeit und Selbstkontrolle ganz enorm; und nebenbei entlastet die aufgerichtete Beckenstellung besonders beim Heben schwerer Lasten ganz entscheidend die Wirbelsäule.

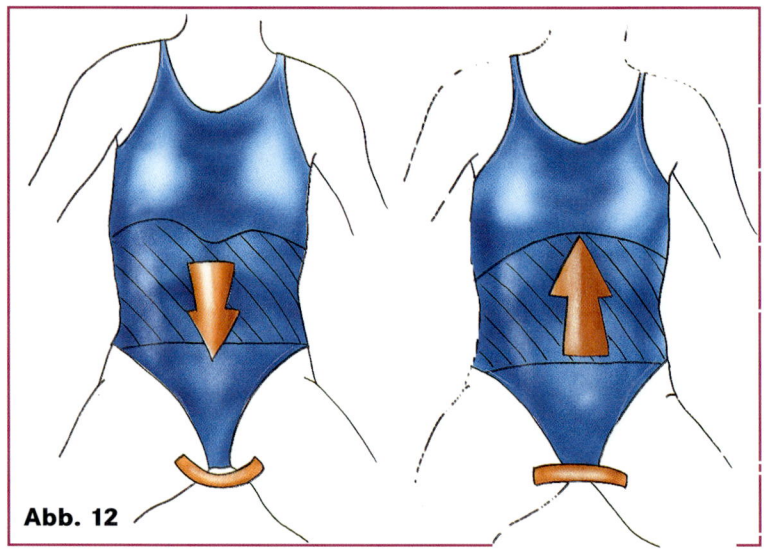

Abb. 12

Allein oder unter Anleitung üben?

Ob Sie Ihr tägliches Training ganz allein zu Haus oder unter Anleitung einer erfahrenen Physiotherapeutin in der Gruppe durchführen, ist eine Frage, die Sie für sich abklären oder mit Ihrem Arzt durchsprechen sollten. Ganz sicher ist es zu Beginn empfehlenswert, die fachkundige Betreuung einer Physiotherapeutin in Anspruch zu nehmen und die Erfahrungen der Mitturner und -turnerinnen zu nutzen.

Sollten Sie sich jedoch dazu entschließen, zu Hause zu trainieren, empfehle ich Ihnen folgendes Vorgehen:

✳ Geben Sie sich eine Frist von mindestens vier Wochen; um die verschiedenen Übungen wirklich zu beherrschen, benötigen Sie diese Zeit. Erste Erfolge werden Sie schon in den ersten vier Wochen Ihres Trainings spüren und sehen.

In einer Gruppe macht das Training selbstverständlich mehr Spaß und spornt außerdem noch an.

TIPPS FÜR DAS RICHTIGE TRAINING

✳ Beginnen Sie die Übungen entspannt und in Ruhe, fernab des Telefons.

✳ Tragen Sie bequeme Kleidung!

✳ Gehen Sie vor dem Training auf die Toilette. Wenn Sie sich mit einer Inkontinenzvorlage sicherer fühlen, können Sie diese während des Trainings tragen.

✳ Benutzen Sie eine nicht zu harte, rutschfeste Unterlage für Ihre Übungen.

✳ Hinweis für alle diejenigen, die sich schon in fortgeschrittenem Alter befinden und gebrechlich sind: Beginnen Sie die Übungen vorsichtig! Übung 13 mit dem Pezziball lassen Sie lieber aus, wenn Sie Angst haben, umzufallen.

Mit der Zeit werden Sie ganz genau merken, worauf es bei den einzelnen Übungen ankommt. Und mit jedem Training leisten Sie einen Beitrag zur Verbesserung Ihres körperlichen und seelischen Wohlbefindens. Viel Erfolg!

✳ Sie haben nach vier Wochen das Gefühl, dass es nicht so recht voran geht, obwohl Sie engagiert darum bemüht sind: Dann sollten Sie Ihren Arzt aufsuchen und zusammen mit ihm überlegen, woran es liegen könnte.

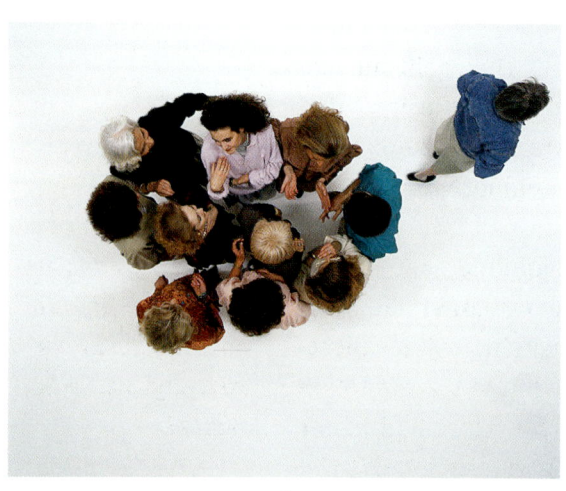

Das Beckenbodentraining beginnt!

Beginnen wir mit dem Erspüren der Beckenbodenmuskulatur: Eine nicht ganz leichte Aufgabe, denn wir können die für die Kontinenz verantwortlichen Muskeln weder sehen noch anfassen. Wir können nur versuchen, zu erfühlen, welche Muskeln mit dem Beckenboden genau gemeint sind und trainiert werden sollen. Hierzu einige Tipps:

Inkontinenz muss nicht isolieren. Mit dem Beckenbodentraining verbessert sich das Leiden ganz entscheidend und gibt Ihnen wieder Sicherheit, auch in Gesellschaft.

✳ **Tipp 1:**
Versuchen Sie, beim Wasserlassen den Harnstrahl bewusst zu unterbrechen.

✳ **Tipp 2:**
Versuchen Sie, einen vaginal eingeführten Tampon, den Sie am Bindfaden herausziehen wollen, mit aller Kraft Ihrer Beckenbodenmuskulatur in der Vagina festzuhalten. Sie erhalten so einen Eindruck über die Lage und die Kraft Ihrer Beckenbodenmuskeln.

✳ **Tipp 3:** Legen Sie sich mit angewinkelten Knien und den Fußsohlen auf dem Boden auf den Rücken.
Ertasten Sie das Kreuzbein am Ende der unteren Wirbelsäule, und folgen Sie dem knöchernen Verlauf des Beckens bis

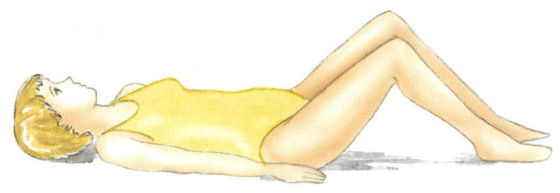

nach vorne zu den Schambein-
hügeln, den am weitesten her-
vorragenden Knochenvorsprün-
gen beidseits der Blase. Bohren
Sie Zeige-, Mittel- und Ring-
finger an der Schambeinkante
vorsichtig in die Tiefe Ihres Unterbauches. Dies geht nur bei
vollständiger Entspannung des Körpers. Wenn Sie jetzt den
Beckenboden anspannen, spüren Sie, wie die Beckenbodenmuskulatur Ihre Finger regelrecht »umklammert« – ein wirklich eindrucksvolles Gefühl.

Beim Anspannen werden die Beckenbodenmuskeln oft mit
den Gesäßmuskeln verwechselt. Das ist gar nicht erstaunlich,
weil Beckenbodenmuskeln und Gesäßmuskeln in vielen Situa-
tionen, zum Beispiel beim Orgasmus, ohnehin zusammen-
arbeiten. Sie werden zu Beginn des Trainings gar nicht in der
Lage sein, nur die Beckenbodenmuskeln getrennt von den Ge-
säß- oder Oberschenkelmuskeln zu trainieren. Es ist daher erlaubt, zu Beginn des Beckenbodentrainings die benachbarten
Muskeln in das Training mit einzubeziehen. Mit der Zeit werden Sie ein Gefühl für die einzelnen Muskelgruppen entwickeln, so dass Sie dann gezielt mit dem Training ausschließ-
lich der Beckenbodenmuskulatur beginnen können.

Kaum eine andere Erkrankung ist mit so wenigen Mitteln so erfolgreich zu behandeln.

✳ Tipp 4:

Legen Sie sich mit gestreckten
gekreuzten Beinen auf den
Rücken.

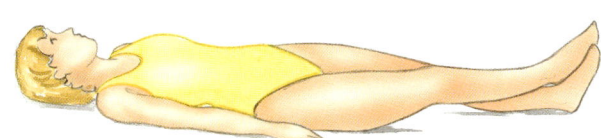

Wenn man die Außenseite der
Füße gegeneinander preßt, kann man gleichzeitig eine Spannung in den Gesäßmuskeln erzielen. Für viele wird dies eine
Hilfe sein, um auch den Beckenboden spannen zu können –insbesondere den hinteren Teil mit dem Ringmuskel des Afters.

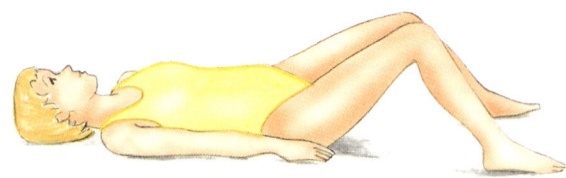

Die Wiederherstellung der Kontinenz erfordert kontinuierliches Training über einen längeren Zeitraum. Trainieren Sie Ihren Beckenboden mit Ausdauer – und verlieren Sie nicht die Geduld.

✳ **Tipp 5:**

Legen Sie sich mit geschlossenen und angewinkelten Beinen, die Füße etwas auseinander, auf den Rücken.

Drücken Sie die Knie mit den an der Oberschenkelinnenseite gelegenen Muskeln (Adduktoren) leicht aneinander und die Lende leicht auf den Boden. Heben Sie gleichzeitig die Rippen, so dass sich die untere Kante des Brustkorbes erweitert und das Zwerchfell nach oben gezogen wird. Saugen Sie nun gleichzeitig den Beckenboden mit hinauf, indem Sie zusätzlich versuchen, die Körperöffnungen zu verschließen. In dieser Stellung bekommt man auch den vorderen Teil des Beckenbodens am leichtesten in den Griff und kann die Muskeln um Scheide und Harnröhre besser zusammenziehen.

Wenn das Muskelgefühl sich allmählich bessert und Sie den Unterschied zwischen Gesäßmuskeln und Oberschenkelmuskeln erkennen, können Sie mit den folgenden Übungen selbst testen, ob Sie auch den Beckenboden wahrnehmen.

Um wieder kontinent zu werden, ist es enorm wichtig, bewusst und mit maximaler Kraft und Ausdauer gezielt nur die Muskeln zu trainieren, die ausgefallen oder in vielen Jahren zu schwach geworden sind, um eine Kontinenz herzustellen.

✳ **Tipp 6:**

Stehen Sie aufrecht, die Füße etwa schulterbreit auseinander. Schauen Sie auf Ihre Handflächen – deren Breite passt gerade, um den Beckenboden damit abzudecken. Decken Sie ihn mit der rechten Hand von vorne ab, mit der linken von hinten, so dass die Finger die Sitzbeine erreichen können. Die rechte Hand drückt fest gegen das Schambein, die linke gegen das Kreuzbein. Drücken Sie mit den Händen kräftig nach oben, so dass die Knochenvorsprünge des Beckens fest gestützt werden, und spannen Sie nun die Muskulatur mit allen Kräften und so lange Sie dazu imstande sind.

Ein Druck, der sich gegen die Beckenbodenmuskeln richtet, ist eine Hilfe zum Auffinden des Gebietes.

Entspannen Sie danach vollständig, so dass sich der Beckenboden wieder nach unten wölbt. Sie können die Übung sechs- bis achtmal hintereinander viermal am Tag wiederholen. Aber Vorsicht: Zu Beginn lieber weniger trainieren, sonst ermüden Ihre Beckenbodenmuskeln zu schnell.

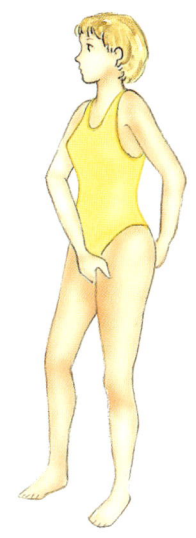

Entspannungsphasen sind genauso wichtig wie die Anspannungsphasen, da der Muskel sich in der Entspannungsphase aufbaut. Sie sollte doppelt so lange ausfallen wie die Zeit der Anspannung.

Wenn Sie Fahrradfahrerin sind, lässt sich dieser Tipp hervorragend beim Fahrradfahren umsetzen. Der Fahrradsattel leistet aufgrund seiner Form einen idealen Gegendruck. Wenn man seinen Muskelsinn testet – die Füße auf den Pedalen ruhen lässt, Gesäßmuskeln und Oberschenkelmuskeln bewusst entspannt, wird man eine direkte Antwort erhalten, wo die Beckenbodenmuskeln sind – und wie stark sie sind. »Beißen« Sie aus allen Kräften um den Sattel herum zusammen, und halten Sie so lange wie möglich aus.

Die folgenden Übungen eignen sich besonders, wenn Sie auch im Büro etwas für Ihre Beckenbodenmuskulatur tun wollen:

✳ Tipp 7:

Setzen Sie sich auf einen Stuhl, den Rücken leicht gerundet, wobei sich der Druck hauptsächlich gegen den hinteren Teil des Beckenbodens richtet. Dies hat zur Folge, dass dieser leichter beeinflussbar ist und man die Afterregion zusammenziehen kann. Versuchen Sie jetzt gleich, während Sie lesen, so

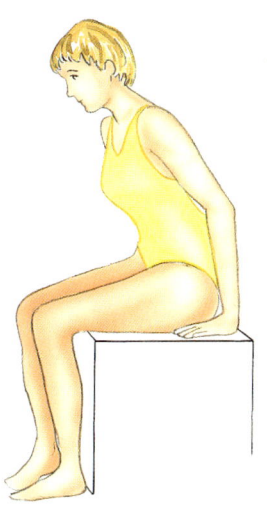

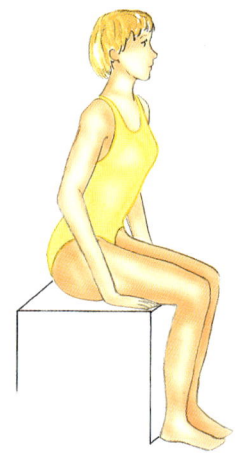

kräftig wie möglich den Beckenboden anzuspannen, und halten Sie diese Spannung über fünf bis zehn Sekunden. Entspannen Sie doppelt so lange.

✳ Tipp 8:

Setzen Sie sich anschließend leicht nach vorn gelehnt hin, so dass sich der Druck des Stuhls gegen den vorderen Teil richtet, was die Erfassung und Spannung der Muskulatur um Harnröhre und Scheide herum erleichtert. Spannen Sie auch hier so kräftig Sie können, und halten Sie die Spannung so lange wie möglich. Entspannen Sie wieder doppelt so lange.

Wenn Sie sich dazu entschlossen haben, das Beckenbodentraining zunächst bei Ihrem Physiotherapeuten oder Ihrer Physiotherapeutin zu erlernen, wird diese(r) Ihnen zeigen, wie Sie selbst durch vaginale Tastung Ihrer Beckenbodenmuskulatur eine Kontrolle des Trainings erhalten. Dies ist die Methode der Wahl, um sicher gehen zu können, nicht nur irgendwelche, sondern auch wirklich die für die Kontinenz verantwortlichen und zuständigen Muskeln zu trainieren.

Im Verlauf des Beckenboden-trainings werden Sie ein Bewusstsein für die verschiedenen Muskelpartien Ihres Becken- und Gesäßbereiches entwickeln.

Trainingsplan zur Erspürung des Beckenbodens

✳ **Am Morgen.** Sie können üben, ehe Sie aufstehen. Bleiben Sie liegen, beugen Sie die Knie, und stützen Sie zur Kontrolle den Beckenboden mit einer Handfläche.

Konzentrieren Sie sich auf die »zusammenraffende« Empfindung im Beckenboden, wo auf einmal zusammengekniffen, hochgesaugt und zugeschnürt wird. Atmen Sie ruhig und regelmäßig.

Versuchen Sie danach, ca. fünf Sekunden lang, eine maximale Spannung aufzubauen, entspannen Sie dann zehn Sekunden lang. Führen Sie diese Übung insgesamt fünfmal durch. Das Ganze dauert etwas mehr als eine Minute.

✳ **Während der Arbeitszeit.** Auf einem harten Stuhl sitzend neigen Sie sich etwas vor, so dass sich das Gewicht des Oberkörpers genau über der Scheidenöffnung befindet.

Nun verfahren Sie genauso wie oben beschrieben: Fünf maximale Anspannungen mit doppelt so langen Pausen. In der Pause sollen Sie die Entspannung bewusst erleben können.

Allmählich, wenn Sie stärker und ausdauernder geworden sind, verlängern Sie die Zeitspanne schrittweise – bis zu zehn Sekunden Anspannung und 20 Sekunden Entspannung. Konzentrieren Sie sich auf eine tiefe und gleichmäßige Atmung.

✳ **Auf dem Heimweg.** Zum Beispiel auf dem Fahrrad – oder in irgendeinem Verkehrsmittel.

Denken Sie konzentriert an die Wirkung der Muskeln, und stellen Sie sich vor, dass Sie irgendetwas mit allen Kräften in sich emporsaugen. Wie bei den vorhergehenden Übungen: Fünf maximale Kraftanstrengungen; die anschließende Ruhepause doppelt so lange wie die Zeit der Kraftanstrengung.

✳ **Am Abend.** Im Stehen (zum Beispiel wenn Sie duschen). Stehen Sie mit einem kleinen Abstand zwischen den Füßen. Die Breite der Handflächen passt gerade, um damit den Boden des Beckens zu bedecken. Beginnen Sie mit der rechten Hand von vorne, so dass die Handwurzel fest gegen das Schambein drückt, sodann mit der linken Hand von hinten, so dass sich die Finger der linken Hand über diejenigen der rechten Hand legen (bei Linkshändern umgekehrt).

Nun sollen Sie gleichmäßigen Druck auf den gesamten Beckenboden ausüben – verwenden Sie die Kraft der Arme und heben Sie kräftig hoch, indem Sie gleichzeitig den rechten Mittelfinger in die Scheide hinaufgleiten lassen. Spannen Sie nun den Beckenboden mit ganzer Kraft, und halten Sie die Spannung, so lange Sie überhaupt dazu in der Lage sind. Atmen Sie

Möglichkeiten für das Training des Beckenbodens ergeben sich überall. Ob zu Hause oder am Arbeitsplatz – Sie können stets bewusst, jedoch völlig diskret und unauffällig trainieren.

gleichmäßig, während Sie sich die gesamte Zeit darauf konzentrieren, das den Mittelpunkt sammelnde Heben zu spüren. Entspannen Sie nun den Beckenboden total.

Unter der Dusche können Sie schlecht auf die Uhr schauen. Zählen Sie einfach die Sekunden. Am ersten Tag schaffen Sie möglicherweise nur fünf Sekunden, aber versuchen Sie, im Laufe der Zeit auf zehn Sekunden zu kommen. Ich würde diese Übung zur Kontrolle meines Trainings anwenden, da man gerade in dieser Haltung die Spannung des Muskels am deutlichsten wahrnehmen kann. Hier werden Sie fühlen, ob Sie tüchtiger geworden sind, weil Sie eine »Antwort« vom Finger wie auch vom Muskel selbst bekommen.

Je vertrauter Sie mit der Empfindung des Zusammenschnürens und des anschließenden Entspannens werden, umso leichter werden Sie sich diese zu anderen Zeitpunkten ins Gedächtnis rufen können.

Ziel unseres Beckenbodentrainings

Fassen wir kurz zusammen, was wir bisher in diesem Kapitel gelernt haben: Sie wissen nun, dass das Beckenbodentraining nur dann sinnvoll ist, wenn es in der Reihenfolge

* Erspüren den Beckenbodens,
* Trainieren des Beckenbodens und
* Integration in den Alltag

aufgebaut wird.

Die folgenden Übungen 1 bis 14 bitte ich Sie erst dann zu trainieren, wenn Sie meinen, Ihre Beckenbodenmuskeln auch wirklich ausreichend erfühlt zu haben. Dies ist sicher erst in drei bis vier Wochen der Fall. Beginnen Sie früher damit, gehen Sie das Risiko ein, alle möglichen Muskeln zu trainieren, nur nicht die Beckenbodenmuskeln und wundern sich dann, warum sich Ihre Blasenschwäche nicht bessert. Sie sollten auch bedenken, dass ein zu starkes Training der Rumpfmuskulatur bei Vernachlässigung der Beckenbodenmuskulatur zur Verschlechterung der Blasenschwäche führen kann. Die Haltungsübungen 6 und 14 können Sie aber unbedenklich sofort in Ihren Tagesablauf integrieren.

Sie tun für Ihre Beckenbodenmuskulatur das Richtige, wenn Sie sich in den nächsten vier Wochen intensivst mit dem Erfühlen des Beckenbodens (Tipp 1 bis 8) beschäftigen. Haben Sie dies gut gelernt, ist das die beste Grundlage für eine Wiederherstellung der Kontinenz.Anschließend dürfen Sie zum »Fortgeschrittenenprogramm« übergehen und die entsprechenden Übungen in Ihr Trainingsprogramm integrieren. Kontrollieren Sie sich aber immer wieder, ob Sie auch wirklich Ihre Beckenbodenmuskeln trainieren.

SCHREIBEN SIE UNS!

Uns Ärzte, die sich mit der Behandlung der Harninkontinenz intensiv beschäftigen, würden Ihre Erfahrungen mit dem Beckenbodentraining interessieren. Sie können sich an die Autorin selbst wenden.

Und wann habe ich mein Ziel erreicht?

Ganz klar: Wenn Sie ungewollt keinen Urin mehr verlieren. Hier der Härtetest: Stellen Sie sich im Badezimmer hin und grätschen Sie die Beine. Die Blase sollte voll sein, und Sie sollten Harndrang verspüren. Husten Sie – so kräftig Sie können! Wenn Sie trockenen Fußes davonkommen, haben Sie es geschafft. Ihre Beckenbodenmuskeln haben über viele Jahre ihre Funktion verloren. Wenn Sie es geschafft haben, durch das regelmäßige Training wieder eine normale Funktion der Beckenbodenmuskeln zu erreichen und wieder kontinent zu werden, dürfen Sie jetzt nicht mit den Übungen, vor allem den Kneifübungen, aufhören. Sonst werden Sie mittelfristig wieder vor dem Problem der Blasenschwäche stehen. Deshalb ist das Training der Beckenbodenmuskeln ein lebenslanges Training, das Sie bis ins hohe Alter – z. B. auch in Kombination mit einer Hormongabe – vor Blasenschwäche schützen kann.

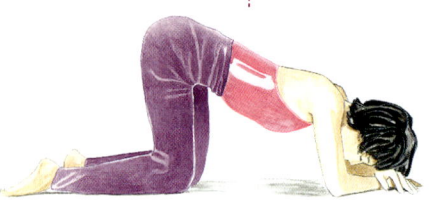

Bewegungsübungen

✳ **Übung 1: Knie-Ellenbogenlage**

Ausgangsstellung: Bankstellung, auf den Unterarmen abgestützt; Knie auseinander, Kopf auf den Händen lagern.

Bewegungsausführung: Atem ruhig fließen lassen. Um das Beckenbodenzwerchfell zu stimulieren, sollten Sie dabei laut sprechen: »lack« - - - nachspüren, »lick« - - - nachspüren, »lock« - - -nachspüren usw.

Eine stimulierende Wirkung auf das Beckenbodenzwerchfell hat auch das betonte »Zungen-R«: Beim Sprechen das »Brrrrrr« laut rollen lassen.

Zielsetzung: In dieser Stellung wirkt der Sog des Zwerchfells anhebend auf die Harnblase und den Beckenboden. Die Dynamik des Zwerchfells überträgt sich auf die gesamte Bauchwandmuskulatur einschließlich des Beckenbodens. Durch das Betonen der Endlaute beim Sprechen wird die abspannende Aufwärtsbewegung des Zwerchfells noch verstärkt.

Achtung

Beachten Sie bei allen Übungen ihre persönliche körperliche Fitness! Überanstrengen Sie sich nicht; wenn Sie sich nicht fit genug fühlen, lassen Sie eine Übung lieber aus.

✳ **Übung 2: Käferstellung**

Ausgangsstellung: Auf den Rücken legen; Arme und Beine locker hochheben.

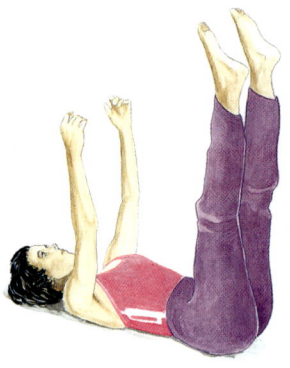

Bewegungsausführung: Einige Zeit in dieser Stellung verweilen. Die Übung dreimal im Wechsel mit Übung 1 durchführen.

Zielsetzung: Die Übung verbessert die Durchblutung, indem das Blut aus den Depots in die tieferen Körperabschnitte fließt und so auch über die Beine in den Unterleib gelangt. Auch die Lageveränderung durch den Wechsel zwischen Übung 1 und 2 verbessert die Durchblutung.

✳ Übung 3: Flache Bauchlage

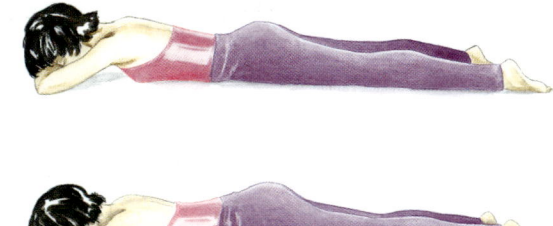

Ausgangsstellung: Auf festem Unter-grund auf den Bauch legen. Den Atem ruhig fließen lassen und die Atembewegung gegen den Boden wahrnehmen.

Bewegungsausführung: Beim Ausat-men mit Lippenbremse (langsames Blasen) die Schambeinunterkante gegen den Boden drücken und die Beckenboden- und Unterbauchmuskeln dynamisch an-spannen. Beim Einatmen den Druck aufgeben und sich durch die Atemluft »weiten« lassen.

Wichtig: Nur mit der Lippenbremse baut sich die dynami-sche Spannung richtig auf!

Zielsetzung: Die Übung dient dazu, die Beckenboden- und Bauchmuskulatur in ihrer elastischen Kraft zu stärken.

✳ Übung 4: Brücke

Ausgangsstellung: Bankstellung, auf den Händen abgestützt, die Füße flach auf den Boden, Ellenbogen leicht beugen, Blick auf den Boden richten.

Bewegungsausführung: Rumpfmuskulatur anspannen und mit den Knien mehrmals auf- und abwippen, ohne dass sie den Boden berühren. Weiteratmen, dabei sprechen: »wipp-wipp-wipp«. Wiederholen Sie die Übung so lange, wie es Ihnen an-genehm ist.

In der Pause: Knie-Ellenbogenlage zur Ent-lastung der Handge-lenke (siehe Übung 1).

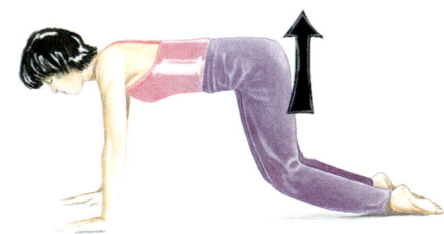

Zielsetzung: Die Übung dient der Kräftigung der Bauchmuskulatur.

✳ Übung 5: Dynamisches Stehen

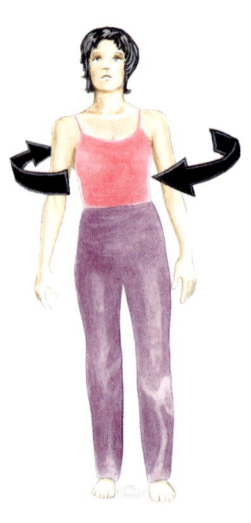

Ausgangsstellung: Stand, die Füße parallel, die Kniegelenke kaum sichtbar gebeugt, die Arme hängen locker seitlich vom Körper.

Bewegungsausführung: Die Füße bleiben fest am Boden. Becken, Brustkorb und Kopf auf einer elliptischen Bahn leicht kreisen lassen. Die Beine werden dabei abwechselnd belastet. Die Kreise sollen nicht über den Außenrand des Fußes hinausgehen. Die Wirbelsäule bleibt dabei aufrecht, ohne seitlich abzukippen. Geradeso als ob man einen Stock verschluckt hätte.

Zielsetzung: Das dynamische Stehen wirkt der muskulären Ermüdung entgegen.

✳ Übung 6: Richtiges Sitzen

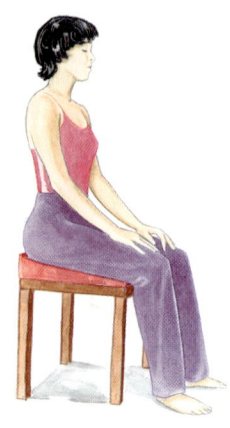

Ausgangsstellung: Auf geneigter Ebene sitzen – eventuell mithilfe eines Keilkissens –, Hände ruhen auf den Knien.

Bewegungsausführung: Aufrecht sitzen, dabei die Beine so weit auseinander stellen, dass Sie ein angenehmes, entspanntes Gefühl haben (den richtigen Abstand der Beine durch Ausprobieren herausfinden).

Zielsetzung: Diese Haltung sollte zu Ihrer alltäglichen, normalen Sitzhaltung werden! Sie dient der Druckentlastung des Beckenbodens und der Wirbelsäule. Durch ein Keilkissen bekommt das Becken zusätzlichen Halt. Die Bauchwandmuskulatur gibt den Eingeweiden Halt, was den Beckenboden entlastet. Sie sollten das Keilkissen immer mit sich tragen, damit Sie sowohl am Arbeitsplatz als auch im Auto aufrecht sitzen.

✳ Übung 7: Bauchmuskeltraining aus der Rückenlage

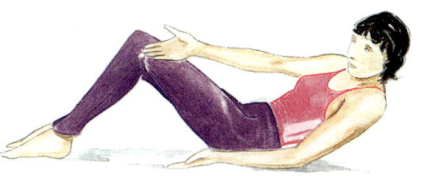

Ausgangsstellung: Rückenlage, die Füße flach aufstellen, Bauch angespannt, Lendenwirbelsäule fest auf den Boden drücken, die Arme locker an der Seite, die Handflächen zeigen nach oben.

Bewegungsausführung: Bei angespannter Rumpfmuskulatur abwechselnd den rechten und den linken Arm zum jeweils gegenüberliegenden Knie ziehen. Die Handflächen zeigen dabei nach oben. Den Kopf leicht vom Boden abheben. Wiederholen Sie die Übung auf jeder Seite insgesamt fünfmal.

Zielsetzung: Mit dieser Kräftigungsübung wird die untere Rumpfmuskulatur inklusive des Beckenbodens gestärkt. Steigern Sie langsam die Übungswiederholungszahl auf zehn Wiederholungen auf jeder Seite.

Bitte führen Sie Übung 7 erst im fortgeschrittenen Stadium des Beckenbodentrainings durch.

Achtung

Achten Sie auf die Atmung: Bei der Muskelkontraktion ausatmen, in der Entspannungsphase einatmen.

✳ Übung 8: Kräftigung des Beckenbodens

Ausgangsstellung: Rückenlage, die Beine aufstellen, die Füße bleiben flach auf dem Boden, die Arme liegen locker an der Seite, Handflächen nach unten.

Bewegungsausführung: Beckenbodenmuskulatur anspannen. Nun mit dieser Anspannung zunächst die Knie zusammendrücken und dann eine »Brücke« bauen, indem Sie das Gesäß soweit anheben bis die Hüfte vollständig gestreckt ist. Die

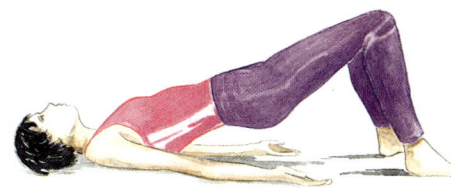

Spannung halten – langsam bis fünf zählen – und langsam wieder absenken. Die Übung insgesamt dreimal wiederholen.

Wichtig: Das Weiteratmen nicht vergessen!

Zielsetzung: Durch diese Übung wird die Beckenbodenmuskulatur gekräftigt und zusätzlich der Rücklauf des venösen Blutes zum Herzen gefördert, da das Herz tiefer liegt als der Unterleib.

✳ Übung 9: Sensibilisierung des Beckenbodens

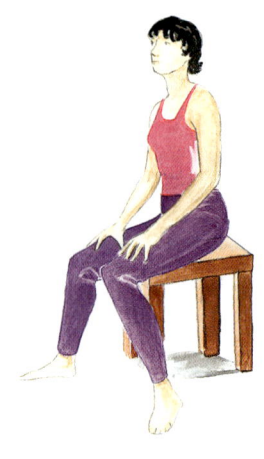

Ausgangsstellung: Bequeme Sitzhaltung mit leicht gegrätschten Beinen, der Rücken ist gerade. Oberkörper leicht nach vorn neigen, eventuell Hände und Arme abstützen.

Bewegungsausführung: Diese Übung erfordert Ihre Fantasie: Stellen Sie sich vor, Sie halten mitten in Ihrer Scheide eine Aprikose. Mithilfe Ihres Beckenbodens können Sie die Aprikose festhalten und bewegen. Probieren Sie es: festhalten, drehen, drücken, abmessen, das Fruchtfleisch aussaugen.

Zielsetzung: Die Übung soll dazu beitragen, dass Sie Ihre Empfindungen für die elastische Arbeitsweise der Beckenbodenmuskeln sensibilisieren.

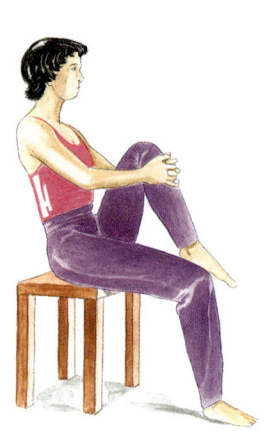

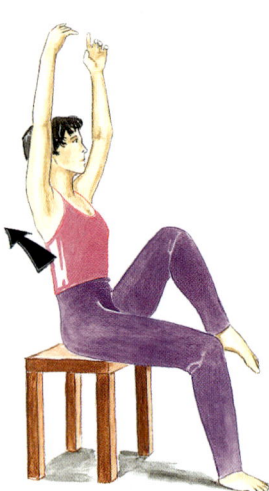

✳ Übung 10: Bauchmuskeltraining in aufrechter Haltung

Ausgangsstellung: Aufrecht auf einem Hocker sitzen, ein Bein anheben, die Hände falten und vor dem Knie verschränken.

Bewegungsausführung: Den Oberkörper langsam und leicht nach hinten neigen. Nun die Hände plötzlich lösen und seitlich neben dem Kopf ein langes, schmales Oval bilden, dabei das angehobene Bein hochhalten. Stellung einige Sekunden beibehalten. Atem fließen lassen, dabei sprechen oder summen. Hände wieder falten und um ein Knie verschränken. Übung wiederholen, dabei Bein wechseln.

Zielsetzung: Die Übung dient der Kräftigung der Bauchmuskulatur sowie der Stimulierung des Beckenboden.

✴ Übung 11: Ansteigende Wellenbewegung in der Beckenbodenmuskulatur

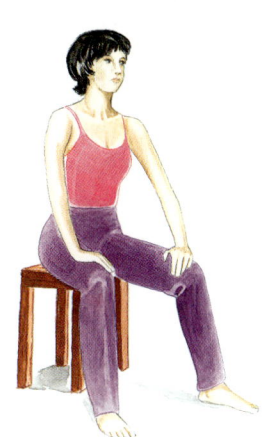

Ausgangsstellung: Stellen Sie sich ein kleines Reiskissen her (15 × 15 cm, ca. 180 g Gewicht). Den Reis vor der Übung in eine Ecke rutschen lassen und auf dem Kissen Platz nehmen (die gefüllte Ecke direkt unter dem Steißbein). Das kleine Reiskissen ist eine Spürhilfe. Mit etwas Fantasie geht es auch ohne!

Bewegungsausführung: Lassen Sie Ihre Fantasie spielen: Sie versuchen, vom Darmschließmuskel aus einzelne Reiskörner »anzusaugen«, wellenartig »hochzusaugen«; sie versuchen, einzelne Reiskörner zu »schlucken«.

Zielsetzung: Das Aufspüren und Ansaugen soll Sie für die elastischen (Wellen-)Bewegungen Ihrer Muskulatur sensibilisieren. Zu empfehlen besonders bei Wind- und Stuhlinkontinenz.

✴ Übung 12: Kräftigung des Beckenbodens im Reitersitz

Ausgangsstellung: Rittlings sitzend auf einem fest zusammengerollten Handtuch auf einem Stuhl (siehe Abb. rechts). Die Füße flach auf dem Boden aufgesetzt, die Hände ruhen locker auf den Knien. Der Rücken ist leicht gerundet, das Gewicht ruht auf dem hinteren Teil des Gesäßes. Der Körper ist insgesamt entspannt.

Achtung

Bitte denken Sie bei allen Übungen daran, weiter zu atmen. Ganz besonders wichtig bei allen Kräftigungsübungen: Ausatmen bei der Muskelanspannung, einatmen bei der Entspannung.

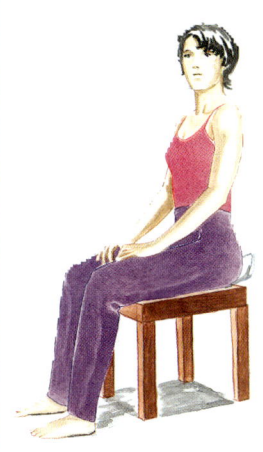

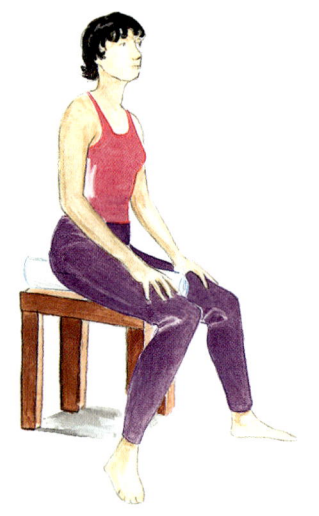

Bewegungsausführung: Atmen Sie zunächst ein. Während des Ausatmens das Becken aufrichten und nun versuchen, die Handtuchrolle mit den Beckenbodenmuskeln zu umfassen. Harnröhren- und Scheidenbereich werden dabei nach innen gezogen, als ob Sie sie einsaugen möchten. Wichtig: Diese Übung nicht mithilfe der Oberschenkelmuskulatur durchführen – Sie sollten den Beckenboden spüren.

Zielsetzung: Der Beckenboden wird gekräftigt und erfährt durch die Kontraktionen eine verbesserte Durchblutung.

✳ **Übung 13: Training mit dem Übungsball**

Ausgangsstellung: Aufrecht auf der vorderen Hälfte des Balls (Pezziball) sitzen, Beine etwas auseinander, Füße in Knierichtung. Wirbelsäule gerade halten; Kopf und Schultern nicht bewegen.

Machen Sie diese Übung nur, wenn Sie nicht gebrechlich sind! Sie können sonst vom Ball stürzen und sich verletzen.

Bewegungsausführung: Langsame Rollbewegung von den Sitzknochen aus (das Becken wird dabei abwechselnd aufgerichtet und gekippt): nach vorn und hinten, nach links und nach rechts. Die Fingerkuppen bremsen die Ballbewegung jeweils in der Rollrichtung ab.

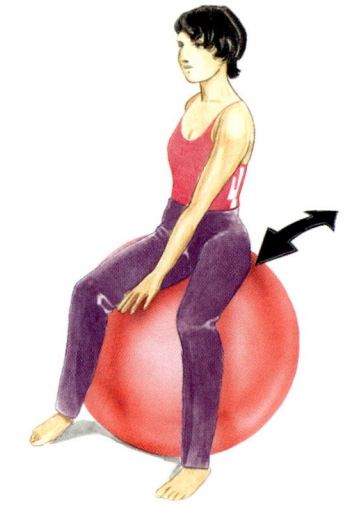

Zielsetzung: Die Übung soll dazu beitragen, Ihre untere Rumpfmuskulatur inklusive Beckenbodenmuskeln zu stärken.

Sie können das Sitzen auf dem Pezziball in den Alltag übernehmen – viele Physiotherapeuten machen das auch.

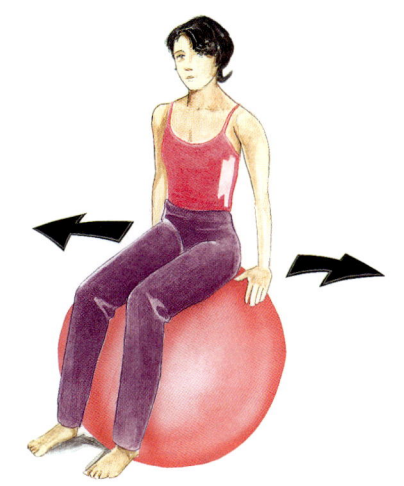

* **Übung 14: Heben im Alltag**

Ausgangsstellung: Beine schulterbreit gespreizt stellen, die Fußspitzen zeigen nach vorne, Wirbelsäule gerade halten.

Bewegungsausführung: Gegenstand anheben; dabei zunächst die Knie leicht beugen, dann das Becken rückwärts schieben und in den Knien nachgeben. Während des Hebens tönend ausatmen (»uff, jetzt, hoch«). Die Last wird aus der Beinkraft gehoben!

Zielsetzung: Die Übung soll Sie dafür sensibilisieren, die richtige Stellung beim Heben einzunehmen, denn jede falsche Stellung überlastet Ihre Beckenbodenmuskulatur und die Strukturen (Bandscheiben) Ihrer Wirbelsäule.

Auch dies ist ein von vielen Physiotherapeuten im Alltag angewandter Tipp!

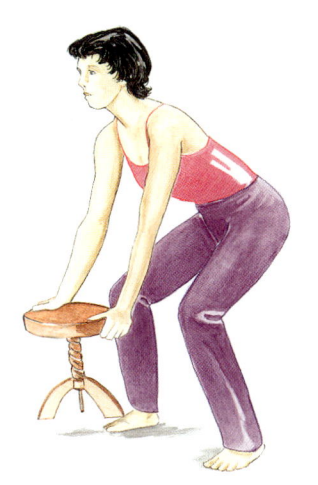

Konustraining – Hilfe für den trägen Beckenboden

Vor allem Frauenärzte kennen das Problem: Patientinnen kommen und berichten, dass sie trotz intensiv durchgeführter Gymnastik des Beckenbodens keine befriedigenden oder ausreichenden Ergebnisse erzielen. Das Problem kann, muss aber nicht daran liegen, dass Fehler bei der Gymnastik gemacht werden. Das Problem ist der Beckenboden: Er reagiert zu träge auf die Gymnastik, das heißt, der Reiz des Gymnastiktrainings reicht nicht aus, um den Beckenboden aus seinem Dornröschenschlaf zu erwecken.

Prinzip des Konustrainings

Deshalb wurde 1985 von Plevnik eine Behandlungsmethode, ein Set verschiedener Gewichte (Konus) zur Platzierung in der Scheide entwickelt, die den Beckenboden zusätzlich sensibilisieren und trainieren sollen. Solch ein Set besteht aus Konushüllen unterschiedlicher Größe, die je nach anatomischen Voraussetzungen angewandt werden können. In die Konushüllen werden im Verlaufe des Trainings nach und nach Gewichtsringe bis maximal 80 Gramm Gesamtgewicht eingelegt. So kann das Konusgewicht den individuellen Fortschritten beim Beckenbodentraining angepasst werden.

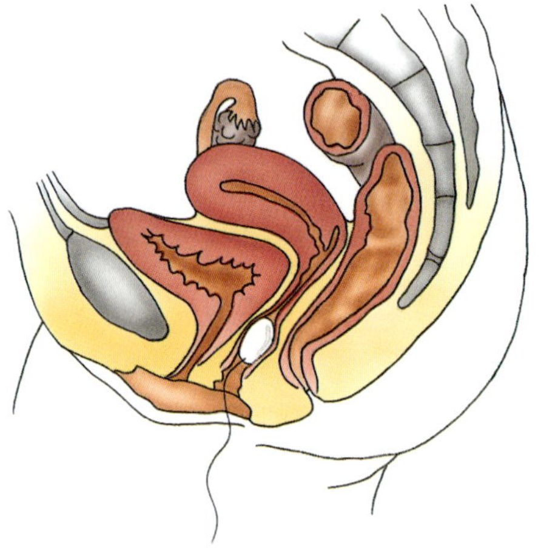

Der Konus wird tief in die Scheide platziert. Um ihn nicht zu verlieren, muss sich die Beckenbodenmuskulatur zusammenziehen.

Abb. 13

Wie wende ich den Konus an?

Der Konus wird tief in der Scheide platziert, damit er sich oberhalb der Muskeln befindet, die den Beckenboden heben (Abb. 13). Durch das Gefühl des Hinausgleitens kommt es zu immer wiederkehrenden Beckenbodenkontraktionen. Zusätzlich erhält man die positive Rückkopplung, das Gewicht halten zu können sowie Informationen über die Muskelkraft, da sich durch die Steigerung des Gewichts der Konen auf eine Zustandsverbesserung des Beckenbodens schließen lässt.

Wichtig ist ein zweimal täglich für 15 bis 20 Minuten durchzuführendes Training, bei dem die Konen während der leichten Hausarbeit getragen werden. Kann das Gewicht für 15 Minuten gehalten werden, wird das Gewicht der Konen stufenweise gesteigert.

Die Konusbehandlung kann sehr gute Erfolge in der Behandlung der Harninkontinenz bringen. Ihr Arzt muss vorab prüfen, ob die Konusbehandlung bei Ihnen überhaupt möglich ist. Die Kosten werden von den Krankenkassen übernommen.

Achtung

Die Konusbehandlung darf nur auf ärztliche Anordnung hin durchgeführt werden. Niemals auf eigene Faust!

Elektrotherapie – sinnvolle Ergänzung des Beckenbodentrainings

Ähnlich wie beim zu träge reagierenden Beckenboden und der Konusbehandlung wurde auch für die Fälle, in denen die Beckenbodenmuskulatur trotz Beckenbodentrainings und medikamentöser Behandlung zu schwach ist, Kontinenz herzustellen, eine unterstützende Behandlungsmethode entwickelt: die Elektrotherapie.

Diese funktioniert wie folgt: Beim Anspannen eines Muskels kann eine entsprechende Spannung gemessen werden, die als »elektromyographisches Signal« bezeichnet wird. Wird der Patientin dieses Signal ihrer eigenen Muskelaktivitäten mit einem Messgerät bewusst gemacht, so dass sie darauf mit einem geänderten Verhalten reagieren kann, spricht man bei diesem Vorgang von einem Myofeedback. Die Elektrode muss dabei so nah wie möglich am zu trainierenden Muskel platziert werden.

Auch mit der Elektrotherapie muss eine Harninkontinenz täglich behandelt werden

Die Elektrotherapie allein reicht als Behandlungsmethode nicht aus. Sie ist aber eine sehr wirkungsvolle, unterstützende, schmerzlose Behandlungsmethode, wenn das Beckenbodentraining bei der Stress-, der gemischten Stress- und Dranginkontinenz und der reinen Dranginkontinenz nicht zum gewünschten Erfolg führt.

Eine Reizstrombehandlung regt die Muskelkontraktionen an.

Frauen mit Stress- oder Mischinkontinenz werden – wenn nach der gynäkologischen oder urologischen Untersuchung nichts dagegen spricht – täglich 15 Minuten lang mit Schwellstrom im Beckenbodenbereich behandelt. Die Elektroden werden dabei über dem Schambein, am Damm oder Oberschenkel platziert. Die Stromstärke sollte so gewählt werden, dass die Patientin die Muskelkontraktionen zwar spürt, sie aber trotzdem als angenehm und nicht als schmerzhaft empfindet.

HIER DARF KEINE ELEKTROTHERAPIE ERFOLGEN

So sinnvoll die Elektrotherapie auch ist – sie darf nicht bei jeder Frau und auch nicht zu jeder Zeit angewandt werden. So verbietet sich von vornherein der Einsatz bei:

* Schwangerschaft
* Menstruation und Zwischenblutungen
* Entzündungen im Bereich des Unterleibs (Kolpitis)
* Myomen der Gebärmutter
* Harnwegsinfekten
* Harnstauung innerhalb der Blase
* Fisteln (dünne Verbindungsgänge) zwischen Harnröhre und Scheide
* schweren Herzrhythmusstörungen
* Schrittmacher
* Metallimplantaten im Behandlungsbereich

Bei der reinen Dranginkontinenz kann neben der medikamentösen Behandlung eine Elektrostimulation der Scheide angewendet werden. Die Behandlung erfolgt ein- bis zweimal täglich jeweils 20 Minuten lang über einen Zeitraum von zwei bis vier Wochen. Eine Heilung ist hierdurch nicht zu erwarten, eine Besserung der Inkontinenzbeschwerden ist jedoch möglich.

Sehr angenehm ist die Elektrotherapie bei Verkrampfungen im Blasenauslassbereich. Sechs bis zehn Kurzwellenbehandlungen als Thermotherapie (Wärmebehandlung) vor Beginn des Beckenbodentrainings entspannen und wirken durchblutungsfördernd. Über die deutlich zu spürende Wärmeentwicklung im Bereich des Blasenauslasses wird ein ebenso entkrampfender Effekt erzielt. Eine erfolgversprechende Behandlung muss täglich bis dreimal wöchentlich über 15 bis 20 Minuten durchgeführt werden.

Heimgeräte helfen, den Behandlungserfolg zu erhalten

Die Elektrotherapie wird zusätzlich angewandt, wenn bereits erzielte Behandlungserfolge erhalten werden sollen. Zusammen mit der kontinuierlich fortzuführenden Gymnastik kann so eine Operation in vielen Fällen umgangen werden.

Für den Heimgebrauch wurden Heimgeräte entwickelt, die leicht selbst bedient werden können. Neuere Geräte bieten durch die Kombination aus Beckenbodentraining und Elektrostimulation vielseitige Anwendungsmöglichkeiten für die Harninkontinenzbehandlung. So erleichtert die Druckaufzeichnung der Beckenbodenmuskulatur in Verbindung mit visuellem und/oder akustischem Signal die Behandlung. Die Patientin erhält ein Feedback, wie ihr Körper auf die Behandlung reagiert (Biofeedback). Derartige Heimgeräte eignen sich besonders für Frauen mit Harninkontinenz, die an einer zeitaufwendigen Gruppentherapie nicht teilnehmen können.

Extra-Tipp

Die Kosten für die Heimgeräte werden von den Krankenkassen nur dann übernommen, wenn genaue Diagnose und Prognose des Arztes vorliegen.

Medikamentöse Behandlung der Harninkontinenz

Als Begleittherapie beim Toiletten- und Beckenbodentraining ist die Behandlung der Harninkontinenz mit Medikamenten oft unverzichtbar, in manchen Fällen stellt sie sogar die einzige Form der Behandlung dar.

Etwa 70 Prozent der Inkontinenzbetroffenen können durch eine medikamentöse Behandlung wieder kontinent werden beziehungsweise ihre Blasenschwäche deutlich verbessern. Noch besser sehen die Erfolge bei der Kombination von Toiletten-, Beckenbodentraining und medikamentöser Behandlung aus. Hier werden bis zu 85 Prozent Behandlungserfolge erzielt.

Naturheilmittel

Wenn möglich sollte die medikamentöse Behandlung mit natürlichen Heilmitteln aus der Apotheke oder dem Reformhaus beginnen.

Naturheilmittel auf pflanzlicher Basis sind rezeptfrei. Sie können unterstützend zur Behandlung von Harnwegsinfekten eingesetzt werden.

Die in diesen Naturheilmitteln enthaltenen Wirkstoffe Kava-Kava, Gewürzsumachrinde, Hopfen und Kürbissamenöl wirken krampflösend, kräftigend und entspannend auf die Blasenmuskulatur und lindern Reizzustände (zum Beispiel Cysto Fink, Granufink, Cysto-Urgenin). Die Präparate sind rezeptfrei. Sie sind nebenwirkungsfrei und können neben anderen Medikamenten wie etwa Antibiotika zur Behandlung eines Harnwegsinfektes eingesetzt werden. Wie die Tabletten oder Kapseln einzunehmen sind, ist dem Beipackzettel zu entnehmen.

Ein Therapieversuch mit Naturheilmitteln lohnt sich in jedem Fall. Die Behandlung sollte über mindestens sechs Wochen erfolgen. Eine Besserung Ihrer Beschwerden sollte bereits innerhalb der ersten Woche eintreten. Ist dies nicht der Fall, suchen Sie bitte umgehend Ihren Arzt auf!

Spasmolytika

Kommt eine Behandlung mit Naturheilmitteln nicht in Betracht, werden stärkere Medikamente, so genannte Spasmolytika (krampflösende Medikamente) wie Trospiumchlorid eingesetzt. Einsatzgebiete sind Reizblase und Dranginkontinenz.

Wir erinnern uns: Die Dranginkontinenz ist gekennzeichnet durch eine Überaktivität der Blasenmuskulatur bei intaktem Blasenverschlussmechanismus. Der Urinverlust geht mit plötzlich einsetzendem Harndrang einher. Als eine Vorstufe der Dranginkontinenz wird die Reizblase angesehen, bei der eine erhebliche subjektive Blasenentleerungsstörung mit instabiler Blase vorliegt, ohne dass eine direkte körperliche Ursache für die Störung gefunden wird. Sowohl bei der Dranginkontinenz als auch bei der Reizblase leiden die Betroffenen unter ständigem Harndrang. Ziel der Behandlung ist die medikamentöse Ruhigstellung der Blase.

Nach Untersuchung und Diagnosestellung werden die Medikamente durch den Arzt verordnet. Innerhalb weniger Tage dämpfen sie das Bedürfnis, ständig Wasser lassen zu müssen, wirken direkt an der Blasenmuskulatur entkrampfend und entspannend, beeinträchtigen die normale Blasenfunktion aber nicht. An Nebenwirkungen können leichte Mundtrockenheit, seltener Schielen und Herzjagen auftreten.

Die Behandlung ist erfolgreich, wenn die Blasenentleerung wieder kontrolliert erfolgen kann, der Weg zur Toilette also bequem geschafft wird. Die Miktionsintervalle nehmen

Achtung

Chemisch-synthetische Medikamente dürfen nur unter ärztlicher Aufsicht eingenommen werden.

Eine Wärmflasche auf dem Unterbauch entkrampft die Blasenmuskulatur und fördert die Durchblutung im Unterleib.

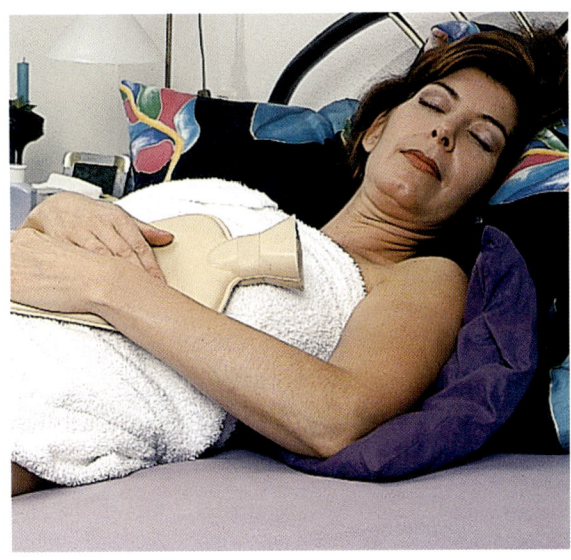

unter der Therapie von 30 Minuten auf zwei bis drei Stunden zu, das nächtliche Wasserlassen kann von sechsmal auf zweimal reduziert werden. So macht auch ein Theaterbesuch oder Einkaufsbummel wieder Spaß.

Wie lange und in welcher Dosierung Sie die Medikamente insgesamt einnehmen müssen, entscheidet der Arzt anhand Ihrer deutlich gebesserten Inkontinenzbeschwerden. Oft kann die Zahl der eingenommenen Tabletten auf eine Minimaldosis reduziert werden, um den Behandlungserfolg zu halten – übrigens und nicht zu vergessen nur in Kombination mit der Beckenbodengymnastik!

Anticholinergika

Noch eine Stufe stärker arbeiten die Anticholinergika (zum Beispiel Oxybutinin, Propiverin). Sie werden bei Querschnittsverletzten, einer bestimmten Form der Blasenentzündung (so genannte interstitielle Blasenentzündung) oder Nichtansprechen der Behandlung mit Trospiumchlorid wirkungsvoll eingesetzt.

Anticholinergika wirken ähnlich dämpfend auf die Überaktivität der Harnblase wie Trospiumchlorid. Sie entfalten Ihre Wirkung jedoch nicht direkt an der Blasenmuskulatur, sondern durch ihren hemmenden, langsam einsetzenden Einfluss auf die Impulsübertragung vom Nerv auf die Blasenmuskulatur. Im Gegensatz zu den Spasmolytika weisen Anticholinergika sehr viel mehr Nebenwirkungen auf wie beispielsweise Herzrhythmusstörungen, Blutdruckregulationsstörungen oder erhöhten Augeninnendruck. Sie können auch die normale Blasenfunktion empfindlich hemmen und dürfen daher Männern mit Prostataadenom nicht verabreicht werden. Beim Grünen Star, einer Harnröhrenverengung und anderen Erkrankungen, über die Sie ihr Arzt informiert, dürfen Anticholinergika ebenfalls nicht genommen werden.

Beachten Sie

Anticholinergika wirken dämpfend auf die Überaktivität der Harnblase. Aufgrund ihrer starken Nebenwirkungen sollten sie streng nach ärztlicher Anordnung eingenommen werden.

Hormonbehandlung mit Östrogenen

Bei Stressinkontinenz und Reizblase kann eine Behandlung mit Östrogenen, besonders bei Frauen in und nach der Menopause, gute zusätzliche Erfolge in der Behandlung der Inkontinenzbeschwerden bringen. Bitte lesen Sie zu diesem Thema auch die Seiten 44 bis 46, wo wir Ihnen die Wirkung der Östrogene genauer beschrieben haben.

In der Menopause stellen die Eierstöcke ihre Produktion des weiblichen Geschlechtshormons Östrogen ein, womit der Östrogenspiegel auf etwa 20 Prozent seines prämenopausalen Standes abfällt. Mit zunehmendem Alter versiegt die Östrogenproduktion dann irgenwann ganz. Verschiedene der so genannten Wechseljahrsbeschwerden wie Hitzewallungen, nächtliche Schweißausbrüche und eine trockene Scheide gehen auf diesen Östrogenmangel zurück. Auch an der Entstehung der Osteoporose ist der Östrogenmangel maßgeblich beteiligt. Eine Östrogensubstitutionsbehandlung wirkt sich also nicht nur auf Ihre Blasenschwäche, sondern auch auf Ihren ganzen Körper positiv aus. Aber bitte beachten Sie hierzu die auf Seite 45 stehenden Warnhinweise zur Hormonbehandlung.

Die Behandlung mit Östrogenen in den Wechseljahren kann das Gewebe im Harntrakt günstig beeinflussen.

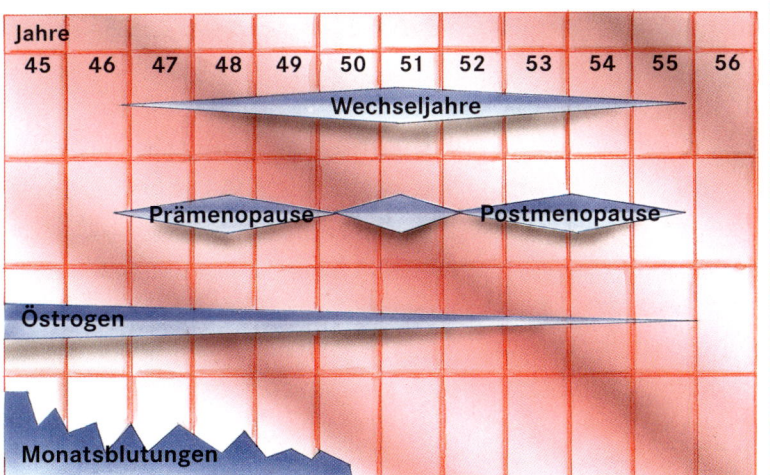

Der Alterungsprozess der Eierstöcke (Ovarien) vollzieht sich kontinuierlich über Jahre. Zunächst bleibt der Eisprung aus, so dass als Erstes die Gestagenproduktion endet; im weiteren Verlauf nimmt die Östrogenbildung ab, bis sie im hohen Alter ganz versiegt.

Hilfsmittel der Inkontinenz-behandlung

Mit zunehmendem Alter verändert sich die Haut des Menschen. Der Wassergehalt nimmt ab, die Haut verliert an Spannung und Elastizität, wird trocken und zunehmend empfindlicher gegenüber Wärme, Druck und Feuchtigkeit. Längeres Liegen und Sitzen in feuchter Wärme bei Inkontinenz und die ätzenden Eigenschaften des meist stark konzentrierten Urins älterer Menschen führen mittelfristig zu Hautschäden.

Hinzu kommen die hygienischen Aspekte: Harninkontinenz führt zwangsläufig zur Geruchsbelästigung sowie zur Isolation des Betroffenen.

Normale Binden reichen nicht aus

Nur durch passend ausgewählte Inkontinenzhilfsmittel und sorgfältige Haut- und Kleidungspflege ist es möglich, hygienische Probleme und Geruchsentwicklung zu verhindern. Normale Periodenbinden und Slipeinlagen sind hierfür nicht geeignet.

Konsequente Hautpflege aus gesundheitlichen und hygienischen Gründen ist besonders bei Inkontinenz wichtig.

Reinigung der Haut mit milden Seifen

Die regelmäßige Reinigung der Haut von Schweiß und Harn mit milden Seifen – keine Waschlotionen, parfümierte Seifen und Deodorants – und das gewissenhafte Abtrocknen der Haut sind ebenso wichtig wie die individuelle Auswahl und Anpassung eines geeigneten Inkontinenzhilfsmittels. Hierbei unterscheidet man absorbierende Hilfsmittel, die den Urin aufsaugen (Binden, Vorlagen, Windelhosen) von Hilfsmitteln zum Auffangen des Urins (Katheterurinal, Kondomurinal, suprapubische Fistel). Die Haut muss beim Tragen von Inkontinenzvorlagen trocken sein. Auch Inkontinenzvorlagen sollten daher öfters gewechselt werden. Das feuchte Milieu begünstigt zusätzlich Infektionen.

Hilfsmittel zum Auffangen des Urins

Kondom- und Katheterurinal bestehen beide aus Latex oder Gummi und werden vorwiegend für die Harnableitung bei Männern angewandt.

Kondomurinal

Das Kondomurinal wird, wie der Name schon sagt, wie ein Kondom benutzt und mit Klebestreifen am Glied befestigt. Ein Ableitungsschlauch leitet den Urin in einen Sammelbeutel, der mithilfe eines Gurtes am Oberschenkel, am Bauch oder an der Unterwäsche befestigt werden kann. Nachts wird der Beutel an ein Gestell neben dem Bett gehängt. Nachteil der Methode ist, dass das Kondom leicht verrutschen kann und die Klebestreifen zu Reizungen an der Haut führen können.

Katheter

Der Katheter wird im Gegensatz zum Kondom direkt durch die Harnröhre in der Blase platziert und dort fixiert. In die Harnröhre wird ein Gleitmittel gespritzt, das die Schleimhaut der Harnröhre gleichzeitig oberflächlich betäubt, so dass der Katheter in der Regel problemlos und schmerzfrei in die Blase vorgeschoben werden kann. Ist die Blase erreicht, fließt Urin aus dem Katheter heraus in einen Beutel, der an den Katheter angeschlossen wird. Er kann genauso wie das Kondomurinal am Körper befestigt werden.

Während das Legen eines Katheters bei der Frau recht einfach geht, erfordert dies beim Mann Übung. Das unsachgemäße Legen des Katheters kann zu erheblichen Verletzungen der Harnröhre führen. Dies ist der Grund, warum das Legen eines Katheters immer vom Arzt oder geschulten Pflegern vorgenommen werden sollte.

Obwohl der Katheter beim Legen keimfrei ist, kommt es mit der Zeit zu zunehmender Keimbesiedelung des Schlauches.

Katheter
1: Zugang für Ballonauffüllung mit Wasser
2: Abfluss des Urins
3: Durch den mit Wasser gefüllten kleinen Ballon in der Blase wird ein Herausrutschen verhindert
4: Katheteröffnung in der Blase

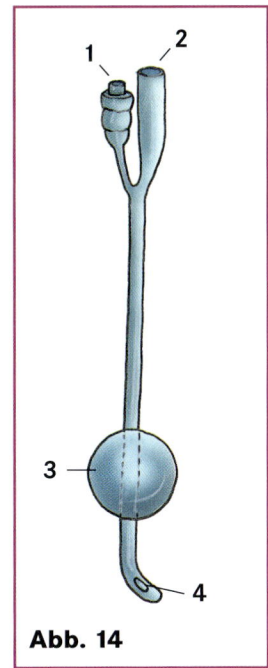

Abb. 14

Infektionen von Harnröhre, Blase und Niere können die Folge sein. Ein Katheter sollte deshalb so kurz wie möglich getragen werden und gegebenenfalls durch Inkontinenzvorlagen ersetzt werden.

Suprapubische Fistel

Ist die Harnröhre durch ein Prostataadenom so stark eingeengt, dass fast gar nichts mehr durchgeht, muss der Urin über eine suprapubische Fistel durch die Bauchdecke abgeleitet werden. Hier durchsticht der Arzt direkt über dem Schambein (suprapubisch) unter örtlicher Betäubung und Ultraschallkontrolle bei voller Blase des Patienten die Bauchdecke und legt einen kleinen Schlauch in die Blase. Der Schlauch wird mit zwei kleinen Stichen an der Bauchdecke befestigt und kann jetzt nicht mehr verrutschen. Diese Methode der Harnableitung ist weitaus hygienischer als ein Katheter und wird dann genutzt, wenn eine langfristige Harnableitung absehbar oder notwendig ist (z. B. beim Warten auf den Operationstermin).

Ebenso wie beim Katheter wird auch an die suprapubische Fistel ein Beutel zum Auffangen des Urins gehängt. Vor allem sehr alte Menschen befinden sich zum Zeitpunkt des Harnstaus, z. B. in Folge eines Prostataadenoms, häufig nicht in der gesundheitlichen Situation, in der ein operativer Eingriff möglich ist. Mit der suprapubischen Fistel können Sie den Urin über Wochen ableiten, ohne dass eine Infektion zu befürchten ist.

DIE KOSTEN

Ganz wichtig: Inkontinenzhilfsmittel können Sie sich bei nachgewiesener Inkontinenz von Ihrem Arzt verschreiben lassen. Die Krankenkassen übernehmen in der Folge die Kosten für die Hilfsmittel.

Hilfsmittel zum Aufsaugen des Urins – Inkontinenzvorlagen

Werden aufsaugende Hilfsmittel benutzt, müssen sie den Harn rasch und zuverlässig aufnehmen und ihn so schnell wie möglich von der Hautoberfläche entfernen. Dicke und Saugfähigkeit des Materials sind entscheidende Faktoren. Aber: Zu wenig wirkt wie eine feuchte Kammer, zu viel ist wenig komfortabel. Wichtig ist: Das absorbierende Versorgungssystem muss dem jeweiligen Grad der Inkontinenz angepasst und angenehm sowie diskret zu tragen sein. Heute gibt es für jedes Stadium der Inkontinenz die richtige Vorlage bis hin zur Windelhose.

Falls Sie sich bei der Wahl der richtigen Inkontinenzhilfe nicht ganz sicher sind: Ihr Arzt, Praxispersonal, Apotheker oder Sanitätsfachhändler können Sie fachmännisch beraten. Kostenlose Muster werden überall zur Verfügung gestellt. Vielleicht hat Ihr Arzt auch eine speziell für Fragestellungen bei Blasenschwäche ausgebildete Praxishelferin, die Sie kompetent beraten kann.

Selbst wenn es sehr verlockend aussieht – auch sehr gute Inkontinenzhilfsmittel dürfen nicht dazu verleiten, sich auf die Versorgung zu beschränken und nicht sämtliche Möglichkeiten der Wiederherstellung der normalen Blasenfunktion auszuschöpfen. Von allein verschwindet eine Harninkontinenz nämlich (leider) nicht.

Im Gegenteil: Passivität verschlimmert die Harninkontinenzbeschwerden mehr und mehr!

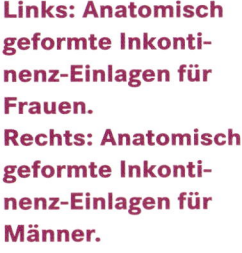

**Links: Anatomisch geformte Inkontinenz-Einlagen für Frauen.
Rechts: Anatomisch geformte Inkontinenz-Einlagen für Männer.**

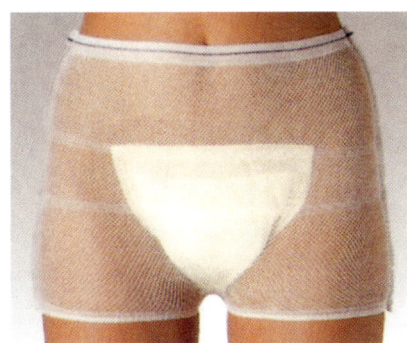
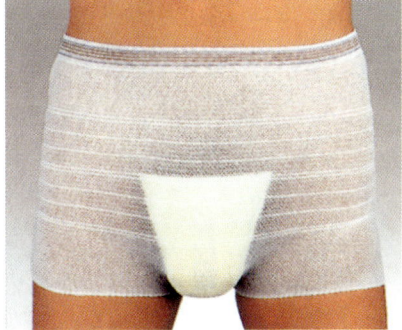

Warum kann ich keine normale Periodenbinde oder Slipeinlage verwenden?

Inkontinenzvorlagen unterscheiden sich von normalen Periodenbinden und Slipeinlagen durch ihre sehr viel stärkere Saugkraft und Speicherfähigkeit, ihre Größe und ihre Form. Sie saugen den Urin in einem in die Vorlage integrierten Kissen sofort auf, um so einen Kontakt des Urin mit der Haut weitgehend zu vermeiden. Uringeruch wird sehr viel besser und zuverlässiger gebunden. Inkontinenzvorlagen sind bei Männern natürlich anders geformt als bei Frauen. Je nach Stärke Ihrer Inkontinenz können Sie die passende Vorlage von Mini bis Super oder Extra wählen. Auch Windelhosen stehen zur Verfügung. Probieren Sie anhand einer Musterpackung aus, welche Inkontinenzvorlage für Sie die Richtige ist.

Ihr Apotheker oder Ihr Sanitätsfachhandel hält Gratisproben für Sie bereit.

INKONTINENZ-HILFSMITTEL

* TENA lady (Mini, Mini long, Normal, Extra, Super)
  Gratisprobe erhältlich bei:
  SCA Mölnlycke GmbH, TENA-Service,
  Postfach 1409, 85506 Ottobrunn
  oder unter der Telefonnummer 0130/4540
* TENA for men (Gratisprobe siehe oben)
* Molimed F (mini, midi, maxi)
  Gratisprobe erhältlich bei: Paul Hartmann AG,
  Postfach 14 20, 89504 Heidenheim
* Serenity Control
  Gratisprobe erhältlich bei: Serenity Beratung,
  Postfach 10 31 51, 40022 Düsseldorf
* Attends
  Gratisprobe erhältlich bei: Procter & Gamble,
  Dr.-Otto-Röhm-Str. 2-4, 64331 Weiterstadt

TIPPS FÜR DEN ALLTAG

✳ Verlassen Sie das Haus, vor allem zu Beginn Ihrer Behandlung, niemals ohne spezielle Inkontinenzvorlagen. Sie sind für den Alltag einfach sehr praktisch in der Anwendung und immer schnell zu wechseln. Es gibt für jedes Stadium der Inkontinenz die richtige Vorlage.

Lassen Sie sich beraten oder probieren Sie einfach verschiedene Muster aus. So können Sie sich trotz Ihrer Inkontinenz hygienisch sicher fühlen und frei bewegen.

✳ Auch wenn Sie Ihre Beckenbodengymnastik machen, Fahrrad fahren, Wandern gehen oder ähnlich aktiv tätig sind, sollten Sie eine Inkontinenzvorlage tragen.

✳ Auf keinen Fall sollten Sie sich durch die Inkontinenz in Ihrer Bewegungsfreiheit und Ihrer (sportlichen) Aktivität einschränken lassen!

✳ Bei Urlaubsreisen sollten Sie sich vor der Abreise ausreichend mit Inkontinenzvorlagen versorgen. Möglicherweise gibt es diese in Ihrem Urlaubsland nicht zu kaufen. Falls Sie doch einmal welche brauchen, empfiehlt es sich, bereits zu Hause in einem Sprachenlexikon nach dem Fachbegriff für Inkontinenzvorlagen zu suchen.

✳ Überlassen Sie alle Gartenarbeiten, bei denen Sie die Bauchpresse einsetzen, wie z. B. das Umgraben eines Gemüsebeetes und das Laubharken, Ihrer Familie.

✳ Wussten Sie, dass viele alte Menschen aufgrund Ihrer Inkontinenz im Pflegeheim sind! - Ist dies nicht schrecklich? Deshalb an dieser Stelle nochmals der Appell an Sie: Lassen Sie nichts unversucht, um Ihre Inkontinenz zu bessern! Jeder Einsatz lohnt sich. Und es kann nur besser, niemals schlechter werden.

Sie sollten sich auf keinen Fall durch die Inkontinenz in Ihrer Bewegungsfreiheit einschränken lassen. Inkontinenzvorlagen helfen Ihnen dabei

Operative Behandlung der Harninkontinenz

Extra-Tipp

Sollte eine Operation unvermeidlich sein, sprechen Sie mit Ihrem Arzt über Ihre Sorgen und Ängste. Lassen Sie sich die Vorgehensweise genau erklären.

Domäne der operativen Inkontinenzbehandlung ist die Stressinkontinenz, insbesondere beim Verlust größerer Harnmengen. Mithilfe einer Operation soll die Verschlussfunktion des Beckenbodens wiederhergestellt werden.

Kurz zur Erinnerung: Die Stressinkontinenz ist charakterisiert durch Urinverlust, der typischerweise beim Niesen, Husten oder Heben schwerer Lasten auftritt. Häufigste Ursachen sind Beckenboden- und Bindegewebsschwäche.

Die dauerhafte Heilung einer Stressinkontinenz ist oft nur durch die operative Raffung des Bindegewebes im Beckenboden möglich. Zur Vermeidung eines Rückfalls wird die Gebärmutter meistens entfernt. Die bei der Stressinkontinenz üblicherweise eingesetzten Operationsverfahren sind technisch nicht besonders schwierig und selbst für hochbetagte Patientinnen geeignet. Je nachdem wie der Untersuchungsbefund ausfällt, kann die Operation durch die Vagina oder durch die Bauchdecke durchgeführt werden.

**Gebärmuttersenkung
a) Zustand vor der Operation
b) Zustand nach der Operation (die Gebärmutter wurde entfernt).**

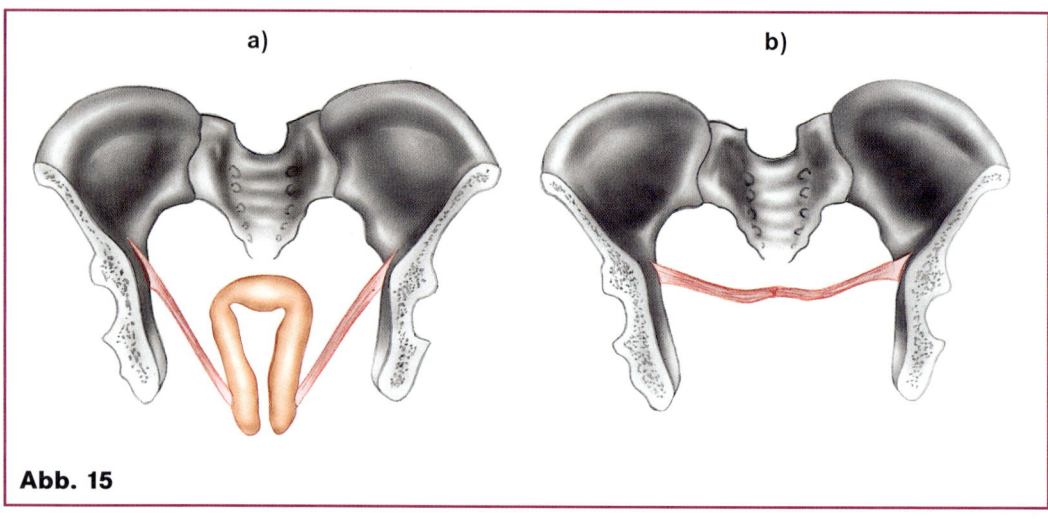

a) b)

Abb. 15

Das neueste Operationsverfahren ist die so genannte »Minimal Invasive Chirurgie«, bei der mithilfe eines Endoskops ein nur knopflochgroßer Schnitt in die Bauchdecke gemacht wird, durch den das Endoskop in den Bauchraum eingeführt wird. Das Prinzip dieses Operationsverfahren basiert auf einer gewebeschonenden Operationsweise, die den Patienten schont, Komplikationen verringert und den Krankenhausaufenthalt verkürzt.

Sprechen Sie mit ihrem Frauenarzt oder Operateur ausführlich über die empfohlene und geplante Operation sowie die Nachbehandlung. Lassen Sie sich genau erklären, wie die Operation und die Zeit danach verlaufen soll.

Sie können den Erfolg der Operation unterstützen, wenn Sie die gelernten Übungen der Beckenbodenmuskulatur vor und nach der Operation regelmäßig weiterturnen. Die Trainingsbehandlung der Beckenbodenmuskulatur bildet eine sinnvolle Ergänzung zur operativen Therapie. Machen Sie sich daher im Falle eines operativen Eingriffs bereits vor der Operation mit den gymnastischen Übungen vertraut, um diese bis zur Operation zu beherrschen. Der Beckenboden wird dadurch bereits vor der Operation gefestigt.

Sie sollten weiterhin bedenken, dass Übergewicht und erschlaffte Bauchdecken Ihren Beckenboden zusätzlich stark belasten. Auch nach der Operation gilt daher: Gewichtskontrolle!

Die Beckenbodengymnastik ist eine sinnvolle Vorbereitung zur Inkontinenzoperation, indem sie hilft, die Beckenbodenmuskulatur zu festigen.

SO UNTERSTÜTZEN SIE DIE OPERATION

✳ Mit der Physiotherapie kann das Resultat der Operation meistens sehr gut unterstützt und eventuell sogar noch verbessert werden.

✳ Die Beckenbodengymnastik stellt nach Inkontinenzoperationen eine wichtige Maßnahme zur Vermeidung eines Rückfalls dar.

Betroffene fragen zur Inkontinenz

Auf den folgenden Seiten haben wir typische Fragen von Patienten aus dem Praxisalltag aufgeführt. Vielleicht können wir damit auch Ihr Problem bereits klären. Wenn nicht, fragen Sie vertrauensvoll und offen Ihren Arzt.

Mache ich beim Wasserlassen alles richtig?

Entleeren Sie Ihre Blase regelmäßig. Setzen Sie sich in Ruhe auf die Toilette und entspannen Sie. Lassen Sie sich Zeit beim Wasserlassen. Entleeren Sie die Blase vollständig. Vermeiden Sie die Anwendung der Bauchpresse. Kleiner Tipp: Wenn Sie sich beim Wasserlassen auf der Toilette zurücklehnen, wird die Bauchpresse ausgeschaltet.

Eine Blase, die längere Zeit nicht restharnfrei entleert wurde, ändert ihre Reflexe: Setzen Sie sich auf die Toilette, um Wasser zu lassen, fällt der Reiz für die Blasenentleerung in dem Moment weg, in dem die gewöhnliche Menge Urin ausgelaufen ist. Warten Sie, bis sich die Blase endgültig entleert hat – die Blase braucht Zeit, um sich auf ihre neuen Gewohnheiten einzustellen.

Warum ist eine geregelte Verdauung so wichtig?

Wer an chronischer Verstopfung leidet und immer pressen muss, um den Darm zu entleeren, wird dem Beckenboden auf die Dauer schaden, weil die Muskeln übermäßig belastet und gedehnt werden.

Eine vitamin- und ballaststoffreiche Ernährung mit frischem Salat und Gemüse (aber nicht aus der Dose!), Vollkornbrot, ausreichend Flüssigkeit (etwa zwei Liter pro Tag) und vor allem viel Bewegung fördert die normale Darmfunktion. Gewöhnen Sie Ihren Darm langsam an die Vollkornkost, und essen Sie nicht zu viel auf einmal. Ihr Darm gerät sonst in eine Art »explosionsartigen Zustand« und wird es Ihnen mit ziemlichen Bauchschmerzen danken. Oft bringt schon die höhere Flüssigkeitszufuhr den Darm in Schwung. Ein ganz besonderer Tipp, der Sie in Schwung bringt: Trinken Sie die nächsten fünf Tage heisses Wasser – so viel Sie können – das entschlackt!

Neun Monate nach der Geburt meines Kindes leide ich immer noch an einer Stressinkontinenz – obwohl ich regelmäßig zur Rückbildungsgymnastik gegangen bin. Habe ich etwas falsch gemacht?

Die höchste Beanspruchung des Beckenbodens ergibt sich bei der Geburt. In Frankreich hat man bereits erkannt, dass die vorbeugend angewandte Rückbildungsgymnastik für die Wiederherstellung der normalen Blasenfunktion nach einer Geburt zu wenig bringt. Man geht dort so vor, dass man die junge Mutter sechs Wochen nach der Geburt erst einmal zur Ruhe kommen lässt, um dann mit einer gezielten Beckenbodengymnastik zur Inkontinenzvermeidung zu beginnen. Auch wenn die junge Mutter gar keine Blasenschwäche hat, wird sie vorbeugend behandelt. Erst im Anschluss an das Inkontinenztraining beginnt man mit der auch in Deutschland bekannten Rückbildungsgymnastik. Dieses in Frankreich übliche Vorgehen zur Inkontinenzvermeidung nach Geburten zeigt sehr viel bessere Erfolge und beginnt allmählich, sich auch in Deutschland durchzusetzen.

Bei der Geburt kommt es zur höchsten Beanspruchung des Beckenbodens. In Frankreich beugt man einer möglichen Blasenschwäche mit gezielter Beckenbodengymnastik – vor und nach der Geburt – vor.

Ich bin noch jung und leide unter Harninkontinenz. Wie gehe ich jetzt mit meinem Sexualleben um?

Gerade wenn Sie noch jung sind, müssen und sollten Sie sich ganz intensiv mit der Erspürung und dem Training der Beckenbodenmuskeln beschäftigen. Eine Frau, die keine Empfindung für die Muskulatur ihres Beckenbodens hat und nicht weiß, wie diese beschaffen ist, wird auch nicht in der Lage sein, sie einzusetzen. Sie wird dadurch um eine wichtige Möglichkeit gebracht, zum Orgasmus zu kommen.

Hinzu kommt das Problem des Urinverlustes beim Geschlechtsverkehr. Vielleicht hilft es, wenn Sie Ihre Blase unmittelbar vor dem Geschlechtsverkehr entleeren. Im Sanitätsfachhandel gibt es übrigens Unterlagen, die wasserundurchlässig sind. Ich empfehle Ihnen, mit Ihrem Partner ganz offen über dieses Problem zu sprechen. Vermeiden Sie es, andere Gründe wie zum Beispiel (erfundene) Kopfschmerzen vorzuschieben, um Ihren Partner ja nicht auf Ihre Inkontinenz aufmerksam zu machen. Das führt über kurz oder lang zu Streit und Misstrauen. Sprechen Sie offen über Ihre Blasenschwäche. Nur so können Sie eine gemeinsame Lösung finden. Verzichten sollten Sie aber nicht, denn ein Orgasmus trainiert die Beckenbodenmuskeln zusätzlich!

Ich möchte mir gerne spezielle Inkontinenzvorlagen besorgen, weil ich mich damit einfach sicherer fühle, wenn ich das Haus verlasse. Muss ich sie aus eigener Tasche bezahlen?

Nein, müssen Sie nicht, wenn Ihr Arzt bei Ihnen eine Inkontinenz festgestellt hat. Inkontinenzvorlagen können vom Arzt verordnet werden. Ihr Arzt muss lediglich auf dem Rezept vermerken, dass Sie inkontinent sind. Dann bekommen Sie die Inkontinenzvorlagen von Ihrer Krankenkasse erstattet.

Kann die Beckenbodengymnastik in jedem Alter durchgeführt werden?

Für die Beckenbodengymnastik gibt es keinerlei Altersbeschränkung. Sie lässt sich sogar noch in hohem Alter durchführen.

Die Übungen sind so unkompliziert und ungefährlich, dass Sie sie auch in hohem Alter noch ausführen können. Dies gilt besonders für die Kneifübungen zur Erspürung des Beckenbodens. Lassen Sie Übung 13 aber einfach weg, wenn Sie sich unsicher fühlen. Glücklicherweise sind heute viele ältere Menschen sehr aktiv. Da sollten sie sich in Ihrer Aktivität nicht von einer Inkontinenz einschränken lassen. Ärzte berichten immer wieder darüber, dass besonders alte Menschen zu ihnen kommen und nach einer Behandlung ihrer Harninkontinenz verlangen. Daran wollen sie durchaus auch aktiv mitwirken. Richtig so!

Bei meinem 75-jährigen Mann wurde eine »Teillähmung der Blasenmuskulatur« festgestellt. Was ist das?

Teillähmungen der Blase können angeboren sein, durch Unfälle oder Infektionen, altersbedingt oder durch Erkrankungen des Körpers und speziell des Nervensystems entstehen. Teillähmungen der Blase sind häufig, obwohl viele Menschen gar nichts davon wissen. Diabetiker, die es mit der Einstellung ihrer Zuckerwerte nicht so genau nehmen, sind ganz besonders häufig betroffen.

Eine intakte, ausgeglichene Blasenfunktion setzt genaues Zusammenwirken von Harnspeicherung, Entleerung und Verschluss der Blase mithilfe der zuständigen Muskelgruppen und Nervenstränge voraus. Bei einer Störung des Nervensystems ist die Funktion der Blasenentleerung an einer Stelle unterbrochen; es kommt zu ganz unterschiedlichen Speicher- und Entleerungsstörungen. Leitsymptome sind sämtliche Formen der Harninkontinenz sowie häufig Infekte des Harntraktes und Restharnbildung. In Abhängigkeit von Dauer und Intensität der Beeinträchtigung der Blasenfunktion treten Folgeschäden des gesamten Harntraktes bis zum Verlust der Nierenfunktion auf, die ohne eine Behandlung neben der Lebensqualität auch die Lebenserwartung erheblich einschränken. Erfolgreich behandelt wird die Teillähmung der Blase mit Medikamenten und regelmäßiger Katheterisierung.

Teillähmungen der Blase treten häufiger auf, als man glauben möchte. Viele Menschen wissen oft gar nichts von ihren Problemen.

Soll ich lieber zu einer Ärztin oder zu einem Arzt gehen?

Ärztinnen, vor allem wenn Sie Kinder geboren haben, können sich sicher aufgrund ihres eigenen Erlebens in den weiblichen Körper sehr gut einfühlen, vielleicht sogar besser als ein Mann. Umgekehrt gilt dies natürlich auch für das männliche Geschlecht. Das ist ganz natürlich und für die Behandlung ausgesprochen wichtig.

STRESSINKONTINENZ

Behandlungsschema

Basisdiagnostik

Anamnese, körperliche Untersuchung, Miktionstagebuch, Inkontinenztest, Harnanalyse, Restharnbestimmung.

Behandlung

* Besprechung des erstellten Miktionstagebuchs und des Inkontinenztests.
* Ausführliches Gespräch mit dem Vertrauensarzt; Erhebung der detaillierten Krankengeschichte.
* Aufklärung über vorliegende Inkontinenzform durch den Arzt.
* Erklären und Einleiten des Beckenbodentrainings. Durch kontinuierliches Training können schwächere Formen der Stressinkontinenz ausgezeichnet behandelt und gebessert werden.
* Bei nicht ausreichendem Erfolg: weiterführende Diagnostik und Behandlung durch den Facharzt.

* Weiterführende Behandlung zusammen mit dem Beckenbodentraining durch Konus- und Elektrotherapie nach ärztlicher Verordnung möglich.
* Eventuell operative Behandlung.

Diese Behandlungsform wird in der Regel nur bei schweren Formen der Stressinkontinenz angewandt; vorausgehende Untersuchungen beim Facharzt für Urologie: Blasenspiegelung, urodynamische Messung, Röntgenuntersuchung der ableitenden Harnwege.

* Befundkontrolle nach vier Wochen, Dauer des Beckenbodentrainings: mindestens vier Wochen. Bei Frauen ab 45 Jahren: Abklärung eines Östrogenmangels und gegebenenfalls Behandlung.
* Bei Behandlungserfolg: Fortführen des Beckenbodentrainings.

Durch kontinuierliches Training können schwächere Formen der Stressinkontinenz ausgezeichnet behandelt werden. Auch bei Behandlungserfolg: Fortführen des Trainings.

118

REIZBLASE
Behandlungsschema

Basisdiagnostik
Anamnese, körperliche Untersuchung, Miktionstagebuch, Inkontinenztest, Harnanalyse, Restharnbestimmung.

Behandlung
* Besprechung des erstellten Miktionstagebuchs und des Inkontinenztests.
* Ausführliches Gespräch mit dem Vertrauensarzt; Erhebung der detaillierten Krankengeschichte.
* Erklären und Einleiten des Toilettentrainings.
* Aufklärung über vorliegende Inkontinenzform durch den Arzt.
* Erklären und Einleiten des Beckenbodentrainings.
* Medikamentöse Therapie mit Naturheilmitteln, z. B. Cysto Fink, Granufink und Cysto-Urgenin. Sie wirken krampflösend, kräftigend, lindern Reizzustände. Keine Nebenwirkungen.
* Akupunktur, Homöopathie, Fußreflexzonenmassage.
* Allgemeine Verhaltens- und Entspannungsregeln bei Reizblase. Erlernen von Entspannungstechniken und Verfahren wie Qi Gong, autogenes Training, »Die 5 Tibeter«« usw. Bewusstseinsentwicklung für Entspannung und zielgerichtete Problemlösung. Entspannung im Wasser.
* Befundkontrolle nach zwei bis drei Wochen. Therapiedauer mindestens vier Wochen. Bei Frauen ab 45 Jahren: Abklärung eines Östrogenmangels und gegebenenfalls Behandlung.
* Bei Behandlungserfolg: Versuch einer Reduzierung bis hin zum Absetzen der Medikamente, Fortsetzung von Toiletten- und Beckenbodentraining.
* Bei nicht ausreichendem Erfolg: Weiterführende Diagnostik und Behandlung durch den Facharzt.

Bei der Behandlung einer Reizblase erweist sich eine medikamentöse Therapie mit Naturheilmitteln als äußerst hilfreich.

DRANGINKONTINENZ

Behandlungsschema

Basisdiagnostik

Anamnese, körperliche Untersuchung, Miktionstagebuch, Inkontinenztest, Harnanalyse, Restharnbestimmung.

Behandlung

Bei der Behandlung der Dranginkontinenz empfiehlt sich eine medikamentöse Therapie mit muskelentkrampfenden Medikamenten.

❊ Besprechung des erstellten Miktionstagebuchs und des Inkontinenztests.

❊ Ausführliches Gespräch mit dem Vertrauensarzt; Erhebung der detaillierten Krankengeschichte.

❊ Aufklärung über die vorliegende Inkontinenzform durch den Arzt.

❊ Medikamentöse Behandlung mit Antibiotika, wenn die Ursache der Dranginkontinenz eine Blasenentzündung ist.

❊ Erklären und Einleiten des Toilettentrainings.

❊ Wenn ohne Erfolg: Weiterführende Diagnostik und Behandlung durch den Facharzt.

❊ Medikamentöse Therapie mit muskelentkramp-fenden, eine Überfunktion der Blase dämpfenden Medikamenten (zum Beispiel Trospiumchlorid, Oxybutinin, Propiverin). Beginn der medikamentösen Behandlung mit direkt an der Blase wirkenden Medikamenten. Erst dann z. B. Oxybutinin.

❊ Operative Behandlung; wird bei Dranginkontinenz in der Regel nicht angewandt. Ausnahme: Wenn der Auslöser der Dranginkontinenz ein Fremdkörper in der Blase ist (zum Beispiel Blasensteine), kann dieser operativ entfernt werden.

❊ Befundkontrolle nach zwei bis drei Wochen. Therapiedauer mindestens vier Wochen. Bei Frauen ab 45 Jahren: Abklärung eines Östrogenmangels und gegebenenfalls Behandlung.

❊ Bei Behandlungserfolg: Versuch einer Reduzierung der Medikamente, Fortsetzen des Toilettentrainings, Weiterführen des Miktionstagebuchs.

INKONTINENZTEST

Name:

Vorname:

Alter:

Datum:

	Stress-inkontinenz	Drang-inkontinenz
Verlieren Sie bei körperlicher Anstrengung Urin (Husten, Niesen, Treppensteigen ...)?	Ja ◯	Nein ◯
Können Sie beim Wasserlassen den Harnfluss willentlich unterbrechen?	Ja ◯	Nein ◯
Verlieren Sie größere Mengen Urin beim ungewollten Harnabgang?	Nein ◯	Ja ◯
Verspüren Sie vor dem Einnässen Harndrang?	Nein ◯	Ja ◯
Verlieren Sie bereits Harn, bevor Sie die Toilette erreichen?	Nein ◯	Ja ◯
Glauben Sie, dass die Blase nach dem Wasserlassen vollkommen leer ist?	Ja ◯	Nein ◯

(Quelle: Inkontinenz – mehr als nur eine Befindlichkeitsstörung. In: Urologe (B) 37: 57–62 [1997].)

Medizinische Fachbegriffe

Anatomie: Lehre vom Bau der Körperteile.
Adenom: Gutartige Drüsengeschwulst.

Ballaststoffe: Der menschliche Verdauungstrakt ist nicht in der Lage, Ballaststoffe, also pflanzliche Substanzen wie Zellulose und Pektin, die in nicht weiterverarbeiteten Getreideflocken, Obst, Gemüse und Hülsenfrüchten vorkommen, zu verdauen. Ballaststoffe sind sehr wichtig, da sie den Darminhalt vergrößern und somit die Weiterbeförderung von Abfallprodukten durch den Darm anregen. Darüber hinaus helfen sie, Darmkrebs vorzubeugen.
Biofeedback: Rückkopplung.

Cholesterin: Gehört zu den Blutfetten. Der normale Cholesterinspiegel sollte unter 200 mg/dl liegen. Hohe Cholesterinspiegel können zur Gefäßverkalkung (Arteriosklerose) führen. Die Blutgefäße werden hierbei durch Ablagerungen verengt. Durchblutungsstörungen des Herzens können die Folge sein.

Diabetes mellitus: Zuckerkrankheit.

Endoskop: Röhrenförmiges Instrument zum Einsatz in der Endoskopie; ist mit einem optischen System, bestehend aus Objektiv und Okular, einer Beleuchtungseinrichtung und meist mit Spül- und Absaugvorrichtung sowie Kanälen zum Einführen spezieller Instrumente ausgestattet.
Endoskopie: Ausleuchtung und Inspektion von Körperhöhlen und Hohlorganen mithilfe eines Endoskops. Einsatz in der Diagnostik zur Entnahme von Gewebeproben und Anwendung zur Durchführung von Operationen.
Inkontinenz: Ungewollter Abgang von Urin und Stuhl.

Katheter: Röhrenförmiges starres oder flexibles Instrument zum Einführen in Hohlorgane, Gefäße oder Körperhöhlen, zum Beispiel in die Blase.
Klimakterium: Wechseljahre.
Kohlenhydrate: Setzen sich aus Kohlen-, Wasser- und Sauerstoff zusammen. Alle stärke- wie zuckerhaltigen Nahrungsmittel bestehen zu einem hohen Prozentsatz aus Kohlenhydraten. Beispiele hierfür sind Zucker, Brot, Teigwaren, Reis, Kartoffeln und Getreideprodukte. Sie sind die Hauptenergiequelle unseres Körpers.
Kolpitis: Entzündung der Vagina.
Kontinenz: Fähigkeit, Urin und Stuhl zurückzuhalten.

Menopause: Zeitpunkt der letzten Menstruation, zwischen dem 48. und 52. Lebensjahr.
Miktion: Wasserlassen.
Miktionszystourethrographie: Röntgenaufnahme, bei der die mit Kontrastmittel gefüllte Harnblase und Harnröhre während des Wasserlassens beurteilt und auf einem Röntgenbild abgebildet werden.

Multiple Sklerose: Entzündliche Erkrankung des zentralen Nervensystems, tritt vor allem zwischen dem 20. und 40. Lebensjahr gehäuft bei Frauen auf.

Myom: Gutartige Geschwulst, überwiegend aus Muskelfasern bestehend.

Östrogen: Weibliches Sexualhormon.

Osteoporose: Verminderung des Knochengewebes durch gesteigerten Knochenabbau und/oder verminderten Anbau.

Ovulationshemmer: Umgangsprachlich auch »Antibabypille« genannt.

Parkinson-Syndrom: Neurologische Erkrankung im fortgeschrittenen Lebensalter mit leiser monotoner Sprache, Verlangsamung aller Bewegungen, gebückter Haltung, schlurfendem Gang, nach rechts kleiner werdender Schrift und Bewegungsstörungen mit Fallneigung nach vorne, zur Seite oder nach hinten, Zittern der Hände und Starre der Muskulatur.

Physiologie: Lehre von den normalen Lebensvorgängen.

Physiotherapie: Physikalische Therapie, Behandlung gestörter physiologischer Funktionen.

prämenopausal: Abschnitt des Klimakteriums vor der Menopause.

Prostata: Vorsteherdrüse.

Reflux: Rückfluss von Harn aus der Harnblase über die Harnleiter zurück in das Nierenbecken; es kann zur Schädigung der Niere und langfristig zum Verlust kommen.

Rektum: Mastdarm; letzter Abschnitt des Darms vor der Afteröffnung.

Sonographie: Ultraschalluntersuchung.

Spasmolytika: Krampflösende Medikamente.

Substitutionstherapie: Behandlung einer Krankheit durch Verabreichen von fehlenden, normalerweise im Körper vorkommenden Substanzen, zum Beispiel Hormonen wie Östrogen.

suprapubisch: Oberhalb des Schambeins.

suprapubische Fistel: Harnableitung aus der Blase über einen dünnen Katheter in der Bauchwand.

Thrombose: Blutpfropfbildung

Urämie: Harnvergiftung.

Urethra: Harnröhre.

Urgeinkontinenz: Synonym für Dranginkontinenz.

Urodynamische Untersuchung: Bestimmung von Blasendruck, Blasenentleerung und Harnröhrenverschluss.

Urologie: Wissenschaft von den Erkrankungen der Harnorgane.

Uroflow: Messung der Harnabgabe pro Zeiteinheit.

Uterus: Gebärmutter.

Vagina: Scheide.

Zystitis: Blasenentzündung.

Zystomanometrie: Blasendruckmessung.

Zystoskopie: Harnblasenspiegelung.

Wichtige Adressen

Neurologische Klinik
Kolbermoorstraße 72
83043 Bad Aibling
Tel.: 0 80 61/90 30
Ansprechpartner:
Frau Dr. med. Marguerite
Leches

Klinikum Passauer Wolf
Bürgermeister-Hartl-Platz 1
94086 Bad Griesbach
Tel.: 0 85 32/2 70
Ansprechpartner:
Dr. med. Michael Zellner

Klinikum Großhadern
Marchioninistraße 15
81366 München
Tel.: 0 89/70 95-1
Ansprechpartner:
Dr. med. Ramin W.
Djamali-Leonhard

*GIH Gesellschaft für
Inkontinenzhilfe e.V.*
Friedrich-Ebert-Straße 124
34119 Kassel

Die Gesellschaft für Inkontinenzhilfe kann Ihnen weitere Adressen von Selbsthilfegruppen in Ihrer Nähe nennen.

Selbsthilfegruppen bestehen bereits in den folgenden Städten: Arnsberg, Augsburg, Elmshorn, Eschweiler/Aachen, Greifswald, Heilbronn, Homburg/Saar, Jena, Kaiserslautern, Kassel, Köln, München, Münster, Paderborn, Stuttgart, Wiesbaden und Wilhelmshaven.

Deutsche Arbeitsgemeinschaft Selbsthilfegruppen
Friedrichstraße 28
35392 Giessen
Tel.: 06 41/7 02 24 78

Die Arbeitsgemeinschaft informiert über die Neugründung von Selbsthilfegruppen.

Madaus Inkontinenz-Forum
51101 Köln

Sanofi Winthrop GmbH
»Spasuret«-200-Service
80323 München

Ist eine Adresse in Ihrer Nähe dabei? Wenn nicht, wenden Sie sich bitte an die Gesellschaft für Inkontinenzhilfe e. V. in Kassel.

Pharmacia & Upjohn
Abt. Urologika
Postfach 2840
91051 Erlangen

ars medicina
Kostenpflichtige Service-
nummer: 0190/872325

Berät Hilfesuchende bei medizinischen Problemen. Ärzte, Heilpraktiker und Psychologen erklären Therapiemöglichkeiten und geben allgemeine Ratschläge.

ArztPartner
Münchner Firma, die zusammen mit zwei privaten Krankenversicherungen einen neuen Patientenservice aufbaut: Über eine »Hotline« soll Versicherten jederzeit ein geeigneter ArztPartner-Arzt genannt werden.

Zu erreichen über das Internet:
http://www.arztpartner.com.

Bei Fragen können Sie sich auch an den Weltbild Verlag wenden. Er gibt Ihnen die Adresse der Autorin.

Literaturverzeichnis

Weiterführende wissenschaftliche Literatur bei der Autorin.

Atlas der Anatomie. Bechtermünz Verlag. Augsburg 1997
Gotved H.: Beckenboden und Sexualität. TRIAS-Thieme-Hippokrates-Enke Verlag. Stuttgart 1991
Schäffler A., Schmidt S.: Biologie, Anatomie, Physiologie für die Pflegeberufe: ein kompaktes Lehrbuch. Gustav Fischer Verlag. Ulm, Stuttgart, Jena, Lübeck; Gehlen-Verlag. Bad Homburg v. d. Höhe 1996
Schwartz B.: Erkrankungen der Blase. In: Frau & Gesundheit. 1. Aufl. – Kunstmann-Verlag. München 1991
Die neue Selbstdiagnose. Handbuch der Gesundheit. Mosaik-Verlag. München 1996
Zwickert P., Kopp K.: Blasenleiden. Midena Verlag. Augsburg 1997

Über dieses Buch

Impressum

Es ist nicht gestattet, Abbildungen und Texte dieses Buchs zu digitalisieren, auf PCs oder CDs zu speichern oder auf PCs/Computern zu verändern oder einzeln oder zusammen mit anderen Bildvorlagen/Texten zu manipulieren, es sei denn mit schriftlicher Genehmigung des Verlages.

Midena Verlag, Augsburg
© 1997 Weltbild Verlag GmbH
Alle Rechte vorbehalten

Redaktion: Monika Zilliken, Michael Kraft
Medizinische Begutachtung: Prof. Dr. med. A. Hofstetter
Bildredaktion: Miriam Zöller
Umschlag: Elisabeth Petersen, München
Layout: Christine Paxmann, München
Grafische Gestaltung und DTP/Satz: Dirk Risch, München · Berlin
Druck und Bindung: Franz Spiegel Buch GmbH, Ulm

Gedruckt auf chlorfrei gebleichtem Papier

Printed in Germany

ISBN 3-310-00432-5

Die Autorin des Buches

Dr. med. Bettina Schaaf studierte Medizin an den Universitäten Bochum, Bonn und München. Sie war in der Urologie, Chirurgie und Inneren Medizin sowohl in der Klinik als auch in der Praxis tätig. Ihre Kenntnisse über Harninkontinenz erwarb Sie während ihrer ärztlichen Tätigkeit in der Urologischen Abteilung des Klinikums Großhadern in München. Sie ist seit vielen Jahren als Autorin medizinischer Publikationen tätig.

Haftungsausschluss

Der Inhalt dieses Buches ist sorgfältig recherchiert und erarbeitet worden. Dennoch können weder Autoren noch Verlag für alle Angaben im Buch eine Haftung übernehmen.

Die Deutsche Bibliothek – CIP-Einheitsaufnahme

Schaaf, Bettina:

Wirksame Hilfe bei Inkontinenz : Das 4-Wochen-Übungsprogramm / Bettina Schaaf. – Augsburg : Midena, 1997
ISBN 3-310-00432-5

Bildnachweis

Focus Photo- und Presseagentur, Hamburg: 43 (Tim Maylon & Paul Biddle); MEV Verlag GmbH, Augsburg: 3 (Reinhard Eisele), 5 (Brice le Frère), 33 (Brice le Frère); PhotoPress Bildagentur GmbH, Stockdorf / München: 37 (Aska), 59 (Stein), 75 (set), 82 (Gerhard); Radiologische Klinik des Klinikum Großhadern, München (Direktor: Prof. Dr. M. Reiser): 13; Studio für Fotografie und Illustration Sascha Wuillemet, München: 4, 11, 12, 15, 16, 17, 18, 26, 46,50, 66, 69, 73, 74, 80, 83, 84, 85, 86, 90, 91, 92, 93, 94, 95, 96, 97, 98, 103, 105, 107, 112; Urologische Klinik des Klinikum Großhadern, München (Direktor: Prof. Dr. A. Hofstetter): 24, 64, 65, 67, 68, 109

Textquelle

Seite 62: modifiziert nach: 1. Pharmacia & Upjohn; *Schär, G.:* Reizblase – keine unvermeidbare Alterserscheinung! In: Forschung & Praxis 236; 16–17. 1997

Register